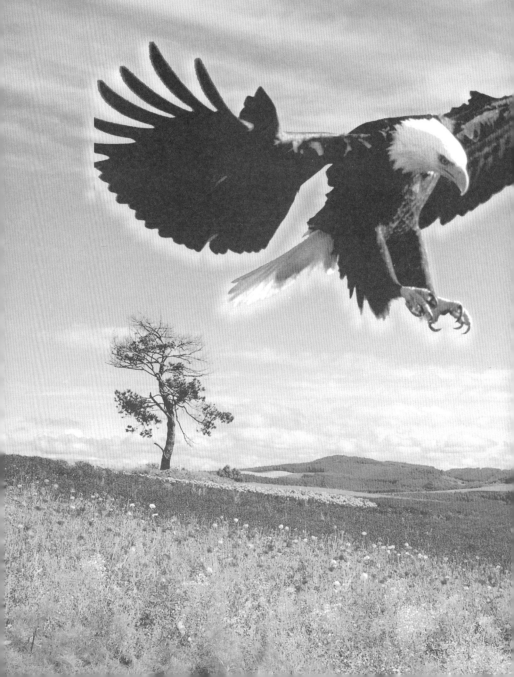

大展好書　好書大展
品嘗好書　冠群可期

大展好書　好書大展
品嘗好書・冠群可期

老中醫教你
四季全方位養生

謝文英　編著

品冠文化出版社

前 言

　　《黃帝內經》是中國古人留給後人的寶貴財富，其中的《四氣調神大論》篇講述了四個季節不同的養生原則：

　　春三月，此謂發陳，天地俱生，萬物以榮，夜臥早起，廣步於庭，被發緩形，以使志生，生而勿殺，予而勿奪，賞而勿罰，此春氣之應，養生之道也。逆之則傷肝，夏為寒變，奉長者少。

　　夏三月，此謂蕃秀，天地氣交，萬物華實，夜臥早起，無厭於日，使志無怒，使華英成秀，使氣得泄，若所愛在外，此夏氣之應，養長之道也。逆之則傷心，秋為痎瘧，奉收者少，冬至重病。

　　秋三月，此謂容平，天氣以急，地氣以明，早臥早起，與雞俱興，使志安寧，以緩秋刑，收斂神氣，使秋氣平，無外其志，使肺氣清，此秋氣之應，養收之道也。逆之則傷肺，冬為飧泄，奉藏者少。

　　冬三月，此謂閉藏，水冰地坼，無擾乎陽，早臥晚起，必待日光，使志若伏若匿，若有私意，若已有得，去寒就溫，無泄皮膚，使氣極奪，此冬氣之應，養藏之道也。逆之則傷腎，春為痿厥，奉生者少。

春天養生，夏天養長，秋天養收，冬天養藏，也就是常說的：春生、夏長、秋收、冬藏，指出了養生與自然變化有著密切的關係。只有順應自然物候的更替和變化，才能真正做到合理養生、益壽延年。四季養生依照中醫四氣調神理論，根據二十四節氣的變化和陰曆月亮盈虧的變化，應季順勢養生。

人是自然界中的一部分，人和自然要相互協調，才能生生不息。同時，人體本身也是一個豐富的世界。中醫認為，天地的根本是陰陽五行，因此養生也應該符合陰陽五行的變化規律，「人氣從之則生長壯老已，萬物從之則生長化收藏」。

無論處在什麼年齡段的人，無論是男人還是女人，無論你從事什麼行業，都應當時刻做好養生工作，將養生一詞牢記於心，避免慢性疾病、過勞死、猝死等。

本書從一年四季的角度談養生，綜合飲食、季節、按摩、生活等方面全方位進行介紹，內容全面，語言通俗易懂，並且為廣大讀者介紹了歷經千百年歷史的傳世良方，以及如何在生活細節之中談養生，是一本不可多得的養生保健書。

編者

目　錄

養生以順應四季爲基礎，要天人合一

第二章

春主生發，養生從春天開始

第三章
夏季生機旺盛，注意抓緊養生的命脈

(第)(四)(章)
學會內斂，獲得大自然的金秋祝福

第（五）章
養精蓄銳，冬季要滋補身心

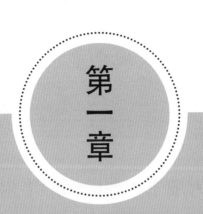

第一章

養生以順應四季為基礎，要天人合一

一、人有天地之氣，四時之法

① 人由天地生，要順應四季來養生

中國古代的養生觀點是要順應四季變化，適應氣候之寒暑交替、風雨乾濕等變化，及時調整自己的情志，到充滿輕鬆、愉悅氛圍的地方去休息，節制房事，防止過度勞累等。只有這樣做，身體才能處在良好的狀態，整個人才不易生病，才可以強壯身體，延長壽命。

人是為萬物之長，然而即便這樣，人也不能脫離大自然的懷抱，我們的生活會經歷四時變化，只有認識到大自然發展的規律，瞭解寒暑氣候變化與人體虛實變化間的內在聯繫，才能順應自然養生。

人的生命是有一定規律的，現代醫學將稱其為「生命節律」，而人的生命規律形成與四時之陰陽變化也有密切的關係。

一年四季有「春暖、夏熱、秋涼、冬寒」的氣候特點，在這樣的氣候變化之下，萬物也就有了「春生、夏長、秋收、冬藏」的生命特徵，人的活動也不能例外。應

該說，四季氣候的變化並不是驟變的，而是有一個時間過程的，這也讓生物有了一個適應的過程。如春夏季節，氣候開始逐漸回暖，陽氣主外，皮膚鬆弛，血管舒張，身體的氣血也就更趨向體表，多汗少溺（尿），而秋冬季節卻是與此相反的。

《黃帝內經》中講：「春氣通於肝。」所以在春天的時候肝氣是最旺的；夏氣通於心，在夏季的時候心氣是最旺的；秋氣通於肺，在秋季的時候肺氣是最旺的；冬氣通於腎，所以在冬天的時候腎氣是最旺的。

有一個患者，剛到夏天，皮膚就起了疹子，入夜難眠，舌尖發紅，這就是心火過旺引起的病症。應對的主要方法就是清除心火，心火消滅，疾病自然也就康復了。

人只有順應四季氣候的變化，才能更好地保持身體的健康狀態。如果我們反其道而行之，若是超出了我們身體所能承受的極限，自然就會得病。

在古代就曾有這樣的例子，有個人在冬天勞累過度，傷了腎氣，在夏天的時候就發生了中風，這是由於腎精虛虧，陰虛陽亢而引起的病症。

在順應四時的思想指導下，《黃帝內經》倡導的「春夏養陽，秋冬養陰」的理論，在實踐中得到了廣泛的應用，如現在廣泛使用的三伏貼、三伏灸等，就是按照四時升降的規律進行防病治病的。

順應四時之中還包含適應晝夜交替的時間變化規律。一天之內的變化雖然沒有一年的變化那樣明顯，但是陰陽的升降也是有區別的。因此，《黃帝內經》之中也將一天

做出了時辰的劃分，認為受一天之內的陰陽升降影響，疾病也就有了「旦慧、晝安、夕加、夜甚」的變化。人體的體溫、內分泌等功能都會隨著時間的變化而變化，也就是我們「生理時鐘」的節律變化。

順應天時的生活規律就是日出而作，日落而息，如果不遵守這個規律，長期下去就會損害健康。倘若將生理時鐘顛倒，對我們的身體也是有傷害的，雖然在短時間內並不明顯，但是時間長了，往往就成為疾病產生的誘因。如果總是長時間加班熬夜，就會出現失眠、心悸等現象，身體也會逐漸消瘦。

當然了，一天之中的陰陽升降和我們身體的衛氣之間有著密切的關係。只有人體在保持正常睡眠的時候，衛氣才可正常運行，才可更好地保障身體健康。因此順應自然對我們的身體健康更有利。

② 陰陽平衡才能更長壽，人才更有精氣神

《黃帝內經・素問・寶命全形論》中說：「人生有形，不離陰陽。」「生」，就是指人的生命的全過程，既包括生理的，也有病理的。「形」指形體，包括人體內在的五臟六腑、氣血津液，還有外在的皮毛筋骨、四肢九竅等有形的組織結構。

中醫學認為，人體各部位的組織結構形態各異，功能

複雜，既是一個有機的整體，但又都可以根據其陰陽的特性，劃分人體的一切組織結構，諸如上下、內外、表裏、臟腑、經絡、氣血等。

民間流傳著一句話：「陰陽平衡，百病不生。」反之，「陰陽失衡，百病叢生」，當身體的陰陽平衡被打破時，我們的身體也變得易感和嬌脆。

如果能讓身體長期維持在陰陽平衡的狀態下，生命力就會維持在旺盛的狀態，生理功能也能變好，人的心理承受能力變強，每天吃得飽睡得著，氣色也會變好，心情舒暢而有熱情。

可是當我們的身體陰陽不能維持平衡，陰則無法制陽，陽不能制陰，睡不得安眠，吃沒有食慾，氣色變差，心情易抑鬱或煩躁，做事沒有激情，疾病就會乘虛而入。

在農村生活過的人都有這樣的體驗，每個村子裏都有一兩個或幾個近百歲的老人，仔細打聽你會發現，他們大多數年輕時很少生病，在村裏的口碑也不錯，脾氣好，食慾佳，即使已經近百歲或過百歲，仍然吃得飽睡得好。其實道理很簡單，想得開、吃得飽、睡得著，身體自然不容易生病，陽氣耗費得少，而人體之陽氣猶如太陽，太陽支撐著萬物的生命，人體的陽氣支撐著人的生命，不損耗陽氣，生命自然得以延續。

陰陽失衡指的是經絡、臟腑、氣血、營衛等相關聯的失調，以及表裏氣機運動發生了變化，和七情、六慾、飲食、疲乏等多種致病因素有關。陰陽的失衡也為疾病的發生和發展提供了便捷條件。

　　陰陽失衡病理變化的表現為陰陽互損、陰陽轉化、陰陽盛衰和陰陽亡失等幾方面，最基本的病理變化就是陰陽盛衰，這種變化是由疾病的寒熱性質表現出來的。陰陽的盛衰指的是陰和陽過盛或過衰，病理反應或實或虛，或寒或熱。

　　陰陽偏衰可以分為陰虛和陽虛，陰虛是眾所周知的，從中醫理論的角度上說，陰虛就是指身體中的陰液不足，滋養和濡潤作用不能正常發揮出來，陰虛主要為陰氣過旺，或五志過極，化火傷陰，或長期疾病損耗陰液等所致。陰虛者經常表現出面紅火大、苔少舌紅、潮熱汗出、口乾舌燥、五心煩熱、盜汗等。

　　陽虛就是指陽氣不足，溫煦、推動作用相對正常人而言較弱，主要為先天滋養不足或後天過度疲勞，過度受寒，久病失養，服藥過量，飲食不節等傷及陽氣所致。陽虛則寒，陽虛者經常表現出畏寒肢冷、臉色發白、舌苔暗淡、脈搏遲緩等寒症，有的人還會表現出小便清長、多靜喜臥、下利清穀等。

　　接下來要介紹的就是陰陽偏盛。《素問‧陰陽應象大論》上有記載：「陰勝則陽病，陽勝則陰病。陽勝則熱，陰勝則寒。」陰勝就是指陰邪強盛，阻礙機體正常功能的發揮，身體中陰氣亢盛，導致病理變化。陰勝多處在寒濕陰邪的環境，或食用生冷食物，寒濕中阻，陽不制陰導致陰氣亢盛。其主要症狀有肢冷、形寒、喜暖、口淡不渴、舌苔發白、脈遲緩等。不過由於陰氣過於旺盛，陽氣耗損太過，以至於陽氣虛弱，表現出腹痛、惡寒、溲清便溏

等。這種陽氣衰弱主要為陰氣過旺所致，所以被稱作「陰勝則陽病」。

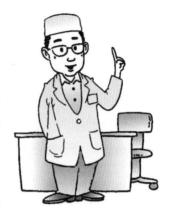

陽勝，指陽邪強勝，導致機體功能處在亢奮狀態，身體中的陽氣太過亢盛同樣會誘發疾病。陽氣雖然關乎著人的生命活動，但中醫有云：「過猶不及。」任何事物，適度則宜，過則傷。陽主動，主升而為熱，陽過旺盛時機體多處在亢奮狀態，代謝非常亢進，機體反應性增強，熱量堆積過多。

正常情況下，陽勝的病因，多指陽氣亢盛而陰液不足的實熱症。陽勝者熱、動、燥，因此會表現出燥熱、煩動、發熱、舌紅苔黃、脈數加快等，而且會伴隨著口渴、小便短少發黃、便秘燥熱等陽盛傷陰、陰液不足之徵，因而稱其為「陽勝則陰病」。

脈象沉遲，尺脈尤甚，舌苔淡白。如果在夜間經常性頭疼，就可以服用**吳茱萸湯**：吳茱萸10克，人參、大棗各12克，生薑15克，祛除身體中的寒氣。

雖然疾病的症狀、病理非常複雜，可歸根結底還是陰陽失衡所致。辨清究竟是哪種偏頗下藥的方向也就明了。

陰陽的平衡並不是保持固定的，非常容易被打破。

人的一生都處在陰陽的動態平衡下，陰陽雙方的比例處在不斷變化卻一直在一定範圍之內，這種平衡並非一成不變。正常情況下，人體功能的陰陽雙方也存在排斥，只

是這種排斥並不是非常明顯，正常情況下我們根本察覺不到。陰陽雙方呈互補、互根、互制、互化的關係。一旦一方出現不足，或是多勝，體內的另一方就會進行代償，如果代償彌補失調，陰精和陽氣無法維持正常平衡，就會打破了原有範圍內的相對平衡狀態。

身體陰陽失衡的原因可以歸納為以下幾方面。

�֍ 六淫入侵

古人在勞動的過程中觀察發現，氣候變化涉及的因素有風、寒、暑、濕、燥、火共六種，稱作六氣。正常情況下，這六氣並不會傷害我們的身體，一旦天氣異常時，六氣發生變化，或者身體虛弱，抵抗力下降的時候，六氣就會誘發疾病，入侵人體導致陰陽失衡，最終誘發疾病。六氣來得急、來得快、來得不是時候就叫「六淫」。

所以我經常提醒晚輩，忌淋雨，一早一晚要添衣，目的就是防止六淫侵體，誘發疾病。

✖ 七情內擾

人一生中每一天似乎都在悲喜交織中度過，幾乎沒有哪一天只是一種情感貫穿早晚。平時注重七情的調攝，不要悲喜太過，才能不受七情內擾，因為情感的劇烈變化會打破人體陰陽的平衡，阻礙身體功能的正常運行，造成氣血紊亂。

《素問・舉痛論》中上有記載：「百病生於氣也。怒則氣上，喜則氣緩，悲則氣消，恐則氣下，驚則氣亂，思

則氣結。」

七情之過，則喜傷心，怒傷肝，思傷脾，悲（憂）傷肺，恐（驚）傷腎，人體之陰陽、臟腑、氣血都會受影響。

看看我們身邊那些心情抑鬱的人，多茶不思飯不想，面色不是蒼白就是萎黃，實則是久鬱傷了脾而致，其實對於這種因鬱而不思飲食者來說，如果能想辦法讓他發發怒，就可以很好地克制鬱氣。

✽ 身體衰老

衰老是每個人不得不面對的事情，外表蒼老的時候，我們的臟腑功能也在衰老，身體中新細胞生成的速度已經趕不上細胞衰老、死亡的速度，導致身體的各項功能都處在下降狀態。

這個時候想要維持整個機體平衡越來越難，原有平衡被一一打破，身體變得易感，容易困倦、疲乏，體內的陽氣越來越少，越來越怕冷。

✽ 其他因素

對於現在的年輕人來說，承受的壓力更大，再加上生活環境受污染比較嚴重，接觸的自然環境越來越少，身體很容易陰陽失衡，年輕人經常加班熬夜、玩樂聚餐到凌晨，這本身就是打破古人「日出而作，日落而息」這一流傳已久的起居習慣的做法，身心的失衡無疑加速了機體的陰陽失衡。

③ 我們的健康與天氣變化息息相關

《黃帝內經‧素問‧四氣調神大論》上有記載：「故
陰陽四時者，萬物之終始也，死生之本也，逆之則災害
生，從之則苛疾不起，是謂得道。」其實就是在強調養生
要順應四季。

四季有其氣溫特點：溫、熱、寒、涼，也有著生、
長、收、藏的變化，《黃帝內經》認為這種變化和自然界
之陰陽有著密切關係。春季萬物升發，夏季陽氣逐漸旺
盛，萬物也顯現出繁盛來，到了秋季陽氣開始收斂，萬物
開始雕零，到了冬季，天地陽氣處在閉藏狀態，生命生機
內斂。

人類和大自然中的其他生物一樣受四季的影響。《靈
樞‧本神》上有云：「故智者之養生也，必順四時而適寒
暑……如是，則避邪不至，長生久視」。意思就是說，有
智慧的人、懂得養生的人一定會順應四時之寒暑，如此，
才可不受病邪侵襲，病邪不能侵襲的關鍵就是「順應四時
之寒暑」，這是中醫養生的重要原則，也是長壽的關鍵所
在。

《素問‧寶命全形論》上有記載：「人以天地之氣
生，四時之法成。」也就是說，人體要依靠天地之氣提供
物質條件才能生存，而且要順應四時之陰陽變化規律才得
以發育成長。我們的五臟也在順應著四季的變化而活動，

就像明代著名醫學家張景岳說得那樣，「春應肝而養生，夏應心而養長，長夏應脾而養化，秋應肺而養收，冬應腎而養藏」。

春季為四季中的第一個季節，萬物開始萌發，冰雪開始消融，到處一片生機勃勃的景象，人體之陽氣也會向外疏發，所以春季養生一定要掌握好春季之氣升發、舒暢之特點，保護好身體中的陽氣，讓它不斷充沛、旺盛起來，所有耗傷、阻礙陽氣的情況都要避免，要將這一養生原則貫穿到自己的飲食起居和精神調養等各個方面。

春季雖然呈漸暖的趨勢，但是乍暖還寒，春風還是有些寒意的。而且病邪等在春季也比較活躍，所以一定要做好防寒保暖工作，以防病邪入侵人體。

夏季是四季中最熱的季節，陽氣最為旺盛，而且陽氣外發，伏陰在內，氣血運行也變得旺盛，活躍於機表。為了適應炎熱的氣候，我們皮膚的毛孔會開泄，排出汗液，透過排汗來調節體溫，進而適應暑熱氣候。

盛夏季節的養生要點就是謹防暑邪，長夏防濕邪，還要注意保護好體內的陽氣，不能因為避暑而貪涼，以免傷及體內的陽氣。

《黃帝內經》認為「春夏養陽」，然而現在的年輕人卻忽視了這一點，吹著冷氣，吃著冷飲，導致暑熱和風寒之邪趁機入侵人體，誘發疾病，其實這一不良習慣和現在女性出現的痛經有很大的關係。

在過去，沒有冷氣吹，沒有冷飲吃，夏季時都會給孩子穿上肚兜，蓋好肚臍，以防腹部受涼。古籍上記載的

「夏日天暑地熱，若檐下過道，穿隙破窗，皆不可乘涼，以防賊風中人」「不得於星月下露臥，兼使睡著，使人扇風取涼」等都符合「夏養陽」之說。

「秋風秋雨秋蕭瑟」，秋季天氣轉寒，秋風吹到身上，不禁瑟瑟發抖，而且「一場秋雨一場涼」，所以秋季一定要注意增添衣物，以免著涼受寒。

秋天的蕭條衰敗景象很容易讓人情緒低落，所以要注意調節情緒，心情不好的時候可以出去散散步，鍛鍊身體，參加一些體力勞動，通過活動來消除精神上的緊張。沒事的時候練練書法、聽聽舒緩的音樂，陶冶情操，都能有效緩解精神壓力。

《素問·四氣調神大論》之中有記載，秋季應這樣養生：「使志安寧，以緩秋刑；收斂神氣，使秋氣平；無外其志，使肺氣清，此秋氣之應，養收之道也。」意思就是說，秋季要保持精神的安寧，緩解肅殺之氣對身體健康的影響，同時注意不斷收斂神氣，進而適應秋季容平，而且不會使神志外馳，保肺之清肅之氣，此即為順應秋季特點的精神調養法。

四季中的最後一個季節就是冬季，萬物凋零，天氣寒冷，動物們都躲在巢穴裏不出來，人體的陽氣也要潛藏在身體中。所以，冬季養生要順應陽氣之潛藏，進而斂陰護陽。由於人體中的陽氣在冬季時處在閉藏狀態，新陳代謝水平比較低，所以要依靠腎來發揮作用，進而確保生命活動的過程適應自然變化。

人體中的能量、熱量的總來源在腎，即我們平時所說

的「火力」，小孩和年輕人的「火力」比較壯，老人的「火力」比較小，那麼到了冬季該如何讓「火力」旺些呢？關鍵就是防止冬季的嚴寒氣候侵襲。

醫學上講致病的寒冷氣候稱作寒邪，它的顯著特點就是氣溫驟降，而這一特點主要出現在冬季，所以冬季出門一定要做好防寒保暖工作，少吃生冷寒涼之品，以免寒邪侵體，誘發疾病。

我們身體中的陽氣就相當於小太陽，沒有它，萬物就不能生存，身體就會失去新陳代謝的活力，無法供給能量、熱量，生命就會在這個時候終止。

在古代，養生家提出養生要順應四季的變化，適應氣候的寒暑交替、風雨乾濕等多種變化，調整自己的情志，選擇良好的休息場所，節制房事，避免過度勞累等，這樣，身體自然不容易生病，能夠體健身強，延年益壽。如果我們反其道而行之，一旦超出了我們身體所能承受的極限，自然也就會得病了。

古代就曾發生過這樣的事例，有個人在冬天勞累過度，傷了腎氣，在夏天的時候就發生了中風，這是由於腎精虛虧，陰虛陽亢而引起的病症。

人也是萬物之中的一分子，自然不可能脫離大自然的懷抱，我們的生活是必然要經歷四時變化的，只有認識我們大自然發展的規律，瞭解了寒暑氣候變化與人體虛實變化的內在聯繫，才能順應自然養生。

4 五臟六腑也有最本真的東西

　　人體的衰老過程是非常複雜的，五臟的衰退與氣血有很大的關係，傳統的醫學中所闡述的衰老就是腎精虧損。但是這樣的說法是非常片面的，現在很多人認為若是想要保證自己的五臟不衰竭，就要注意調整好肝腎的關係，只有調節好肝臟，舒暢腎氣，才能防止五臟衰老。

　　導致衰老的內因是「五臟的衰退」，這個觀點最早出現在《黃帝內經》一書之中。例如《靈樞・天年》說：「五臟皆虛，神氣皆去，形骸獨居而終矣。」這就說明人的壽命的長短和身體的健康，都是由於五臟的盛衰決定的。五臟的健康程度，也是有先後順序的。

　　用五行相生的詞語來排列，首先衰老的器官便是肝臟，相繼是心、脾、肺、腎。但是事實上很多器官都會先衰老，並且由於各個器官的功能是不同的，因此在人體中所占的地位也是不同的。

　　《靈樞・天年》中記載：「五十歲，肝氣始衰，肝葉始薄，膽汁始減減，目始不明。六十歲，心氣始衰，苦憂悲，血氣懈墮，故好臥。七十歲，脾氣虛，皮膚枯。八十歲，肺氣衰，魄離，故言善誤。九十歲，腎氣焦，四藏經脈空虛。百歲，五臟皆虛，神氣皆去，形骸獨居而終矣。」這段描寫詳細地介紹了人體的各個器官衰老的先後過程，其中肝臟就是最先出現衰竭的器官。

　　人體臟腑之間的生理功能會相互調節，會影響病理變化。所以說，衰老是一個非常複雜的過程，並不是一個器官的問題，而是所有器官整體的變化。

　　構成人體和維持人體基本活動最基本的物質就是氣血，它也是臟腑活動最基本的物質。《素問·調經論》中有言：「人之所有者，血與氣耳。」《素問·至真要大論》中也這樣說：「氣血正平，長有天命。」張子和曰：「氣血以流通為貴。」《丹溪心法》一書中記載：「氣血充和，萬病不生。」這就說明了氣血的充足與流暢是維持五臟長盛不衰的重要原因，也是人體健康的基本條件。任何會導致生病的因素，都可以影響氣血的平靜，因此就會產生各種疾病，即「血氣不和，百病乃變化而生」。

　　五臟六腑與身體的經脈也有著非常密切的關係，所以也會影響身體的病理。

　　脾、腎、肝在人體中占有很重要的地位，也可以說，在五臟中，最重要的便是腎和脾。這是因為腎臟是先天之本，是五臟中陽氣的根本，脾為後天之本，卻是血氣的源泉，同時也能夠滋補腎氣。人需要血氣，更需要滋補全身，這樣才能抵抗外來的病魔，即「脾胃固則百疾不生」。因為脾胃的損壞而導致衰老，這是中醫學中尤為重要的理論學說。

　　李東垣有言「百病皆由脾胃衰而生」，如今又有「內傷論」的觀點，講究治病要特別重視脾胃的健康，不要使用過度的藥量來傷害脾胃，因此提倡「脾胃論」這一學說。

　　腎被稱為「先天之本」，是生命的源泉。「腎者主水，受五臟六腑之精而藏之」。腎臟是臟腑陰陽的根本，為「先天之本」。

　　明代的張景岳、李中梓等中醫認為，若是人體之火衰竭，那麼就要集中補腎。腎精是生命生產的物質基礎，同時也是維持生命的基礎。因此，隨著年齡的增長，腎精也會出現虧損等症狀。

　　但是，這與肝臟的衰竭是不同的，二者也並不矛盾。肝腎之間的關係非常緊密，常稱之為「肝腎乙癸」同源。人體若是呈現衰老的症狀，那麼首先便是肝衰。

　　肝臟具有輸血、傳導的功能，能調節全身的氣血，並能夠保持氣血的正常運行，氣血暢通，有助於腎臟完成其生殖功能，並且能夠保護機體，預防一些疾病。若是肝臟的功能降低，那麼氣血就會失和，人體也就會慢慢地衰老。

　　由此可以看出，五臟的老化也並不僅僅侷限於某一個器官，若是有一個器官出現了問題，那麼，其他器官也會相應地出現一些問題。當五臟受到損害的時候，氣血也會受到損害，我們要保護好自己的五臟，才能對抗衰老和疾病。

⑤ 人活著的根本就是元氣

　　民間有句話，「人活一口氣」，這個氣就是指元氣。

看過武俠小說的人都知道，比武過程中經常會用「元氣大傷」來形容戰敗一方，那麼元氣究竟是什麼呢？

元氣相當於生命之本，人體中元氣充足的時候，脾胃功能就能得到恢復，身體各部分功能都能得到改善，它是人體維持組織器官生理功能的基本物質和活動能力。《辭海》之中有云：「元氣，亦稱『原氣』，指人體組織、器官生理功能的基本物質與活動能力。」

中醫認為，人體中的元氣充足，則身體健康；元氣受損，則人生病；元氣耗盡，則人死亡，可以說元氣決定著人的生命。人體元氣足的時候，自身免疫力也會增強，幫助機體戰勝疾病，元氣不足或虛弱的時候，自身免疫力下降，人就會接近死亡。

中醫認為，「氣為血之帥，血為氣之母」，氣血之間是相互依存的關係，也正是因為有氣有血，我們的心臟才能正常跳動，血液才可以正常流動。

《史記‧扁鵲傳》上面記載著這樣一則故事：

神醫扁鵲周遊列國的時候，一次，路過虢國的時候，路人紛紛傳說虢國太子在雞鳴時分突然死亡，由於當時太子死亡的時間還不足半天，所以屍體尚未被收殮。扁鵲看到太子的「屍體」之後，認為太子沒有死，所以請求為太子診治。他在太子頭、胸、手、腳等處扎了幾針，誰知太子就活了過來，舉國上下皆轟動，大家紛紛傳說扁鵲有起死回生之術。

但扁鵲卻說：「並不是我能起死回生，是他自己救了自己，因為他仍然有元氣，有自我恢復的能力，我不過是

扶了他一把而已。」

元氣灌注於我們身體各個臟腑組織，它是與生俱來的，它包括後天脾胃運化水穀之氣，這些氣能維持我們的整個生命過程。人體為天地之產物，是個陰陽統一體，陰陽處在不斷的運動和變化之中，在這個變化之中就形成了「運氣」的狀態。

中國文化的傳統觀點認為，氣是構成自然界萬事萬物的最小物質，嬰兒出生時那「哇哇」的哭聲就是自身之氣和天地間構成的相關性。

中醫認為「正氣存內，邪不可乾」，意思就是說，身體中有陽氣存在，外邪則難以近身。《醫學源流論》也有記載：「診病決死生者，不視病之輕重，而視元氣之存亡，則百不失一矣。」意思就是說，診病的過程中，決定患者生死的並非其所患疾病的輕重，而是患者體內元氣之存亡。元氣充足，疾病自然易被治癒；元氣衰弱，即使是小病也可能會要人性命。

現代人變得更加易感、更易猝死，和元氣之傷有很大關係。相比六七十年代滿足於溫飽來說，現代人更加趨向於利益。不管從事什麼工作，似乎都活得很累，精神壓力過大，情緒波動也很大。

每天的生活非常忙碌，熬夜加班更是常事，很多年輕人為了生活而奔波應酬到深夜，為了工作而熬夜加班到凌晨。時間一長體質就會變差，稍一著涼就要到醫院打點滴，稍一被曬就會中暑，冬日時手腳冰涼、畏寒怕冷，年輕的身體卻如此弱不禁風，不禁讓人堪憂。

如果從年輕之時就這樣耗費元氣，那又何談長壽呢？

養元氣，粥是不錯的選擇，清淡且極易消化，能充分吸收粥中的營養成分，非常適合老人、小孩和大病初癒者食用。粥還可以提升食慾、補充元氣，便秘患者常喝粥能緩解便秘。胃不好、喉嚨乾燥、感冒等患者經常喝粥能很好地緩解病情。

粥熬好後表面上浮著的一層細膩、黏稠、形如膏油的物質就是我們平時所說的粥油。很多人並不覺得它有什麼出奇的地方，實際上，它有非常好的滋補作用，可以與參湯媲美。

這裏說的粥油主要指的是由小米或大米熬粥後得到的。從中醫的角度上說，小米和大米味甘性平，有補中益氣、健脾和胃之功。二者熬粥後，其中的大部分營養溶入湯中，而粥油是米湯之精華，滋補力非常強。

清代趙學敏撰寫的《本草綱目拾遺》中記載，米油「黑瘦者食之，百日即肥白，以其滋陰之功，勝於熟地，每日能撇出一碗，淡服最佳」。清代醫學家王孟英的《隨息居飲食譜》中說米油「可代參湯」，因為它與人參一樣，能大補元氣。喝粥油最好是早上空腹時，調入少量食鹽，能引「藥」入腎經，進而提升粥油補腎益精之功效。

肚臍也是養元氣不可忽視的部位，古人認為肚臍是「元氣歸臟之根」，肚臍最怕著涼。肚臍和腹部其他部位不同，臍下沒有肌肉、脂肪組織，而且布滿血管。是腹壁的最後閉合處，皮膚較薄而且敏感，有滲透性強、吸收力快等特點。由於屏障功能差，而且處在人體相對虛弱之

處，所以很容易受涼。

肚臍受邪發病，不僅易出現局部逆氣裏急等急性腹痛，而且會直接或間接威脅五臟六腑，四肢百骸，五官九竅，皮膚筋膜的健康，誘發全身性疾病。

如臍部受寒影響胃腸功能，發生嘔吐、腹痛、腹瀉等胃腸道疾病。年輕女性，尤其是經期女性，血管處在充血狀態，臍部受涼，盆腔血管會收縮，導致經血不暢，久而久之就會誘發痛經、經期延長、月經不調等。所以平時一定要護好肚臍，穿衣蓋被時將其作為重點保護對象，以養護身體元氣，防病保健。

養生並不是指生病的時候吃藥，虛弱的時候進補，而是要從每一天每一刻重視自己的身體和精神狀態，點點滴滴積累，就像是待建的房屋，需要一磚一瓦細緻地碼放，忽視一磚，都有可能功虧一簣。每一天都愛惜自己的身體，積累元氣，才能將生命延續得更長久。

二、在《黃帝內經》中的四季養生

1 解讀《黃帝內經》中的「四氣調神大論」

《黃帝內經》中講到「四氣調神大論」，四氣，指春夏秋冬四時的生化特點；調，調理、善攝；神，指精神情志活動。主要告誡人們要順應四時氣候變化以調攝精神情志，保持機體陰陽的相對平衡，達到身體健康的目的。

春季三月，萬物復甦，自然界欣欣向榮。為了適應這種自然環境，人們應該晚睡早起，起床後到庭院裏散步，披散開頭髮，穿著寬鬆的衣物，不要使身體受到拘束，以便使精神承受春天萬物的生發而舒暢活潑，充滿生機。對待事物，也要順應此時的生長之性，不應該抑制其生冀：這正是順應「春生」的養生法則。

如果違背了這種規律，則會傷及肝臟，以致夏天容易發生寒性病變，出現陽氣不足的病症。

夏季三月，天氣下降、地氣上升，天地、陰陽相互交匯，自然界一片繁榮秀麗。此時人們應該晚睡早起，並保

持愉快、舒暢的心情。這樣能夠使陽氣充分宣泄。這正是順應夏季的養生法則。

如果違背了這個法則，就會損傷心臟，以致秋天易發瘧疾，減少了供養秋天的精氣，致使冬季也較易生病。

秋季三月，秋高氣爽，暑濕消失，自然界豐收平定。此時人們應早睡早起，大體以與雞活動的時間一致為宜。精神情緒要保持安定平靜，以緩解秋涼對人體的傷害；內斂神氣而不外泄，可保持平定，有助於肺的清肅，這就是秋季的養生法則。

如果違背，則會對肺臟有損傷，以致冬天容易發生完穀不化所致的泄瀉，從而減少了供給冬天貯藏的精氣。

冬季三月，水冷成冰，地寒而裂，自然界草木雕零，萬物伏藏。這時人們要減少活動，不要擾動體內的陽氣。要早睡晚起，到太陽升起的時候再起床，才能避免寒氣侵襲。精神情緒要保持平靜，同時還應當躲避寒氣，注意保暖，不要輕易使皮膚開泄而出汗，以免陽氣散失。這就是冬季的養生方法。

如果違背了這個原則，就會傷害腎臟，以致春天會發生痿病和厥病，而且供給春天的生發之精氣就減少了。如果違背了春季的養生原則，那麼人體內的少陽之氣就不能生發，從而使肝氣抑鬱發生病變；如果違背了夏季的養生原則，人體內的太陽之氣便不能旺盛，就會發生心氣內虛的病症；如果違背了秋季的養生原則，體內的太陰之氣便不能收斂，就會發生肺熱喘息胸悶的病症；如果違背了冬季的養生原則，體內的少陰之氣便不能閉藏，就會發生腎

氣虛憊的病症。

　　自然界四時陰陽之氣的變化，是萬物生長收藏的根本。因此聖人才會注重春養生、夏養長、秋養收、冬養藏。如果悖逆了這些原則，那麼就會傷伐其根本，耗損人體的天之真氣。

　　養生之道就在於此，順應四時的陰陽有序變化，就能延年益壽；悖逆它，就會疾病叢生甚至死亡。正因為如此，聖人才不會等到疾病找上門來才去治療，而是注重防患於未然。這和未雨綢繆是一個道理。

② 「法於陰陽，和於術數」是長壽的根本

　　在《黃帝內經‧素問》中，有這樣一段記載：

　　一天，黃帝問岐伯：「余聞上古之人，春秋皆度百歲，而動作不衰；今時之人，年半百而動作皆衰者，時世異耶？人將失之耶？」

　　岐伯答道：「上古之人，其知道者，法於陰陽，和於術數……」事實上，「法於陰陽，和於術數」，這八個字就是《黃帝內經》提出的日常養生保健的總原則。對此，我們需要先介紹一下何為「陰陽」。

　　經常聽到人們說「陰盛陽衰」或者「陰陽調和」，但是真正瞭解陰陽的人卻很少。其實，陰陽是我國古代的哲學概念，是事物相互對立統一的兩個方面，它是自然界的

規律，世界萬物的綱領，事物變化的根源，事物產生、消滅的根本。

古人認為陰陽是處處存在的，凡是明亮的、興奮的、強壯的、熱的、運動的、上面的、外面的事物，都是「陽」；而凡是屬於陰暗的、沮喪的、衰弱的、冷的、靜的、下面的、裏面的事物則都是「陰」。

中醫認為：「陰」代表儲存的能源，包括血、津液、骨、肉，性別中的雌性等。而「陽」則代表能源的消耗，是可以由人體表面看到的生命活力，無形的氣、衛、火，性別中的雄性等都屬於陽，而「陽」的這種生命活力靠的是內在因素的推動，即「陰」的存儲。

在我們國家，西北的溫度要較東南低得多，為什麼會出現這樣大的差別呢？《黃帝內經・素問》中說：「西北方陰也。東南方陽也。」整個東南方向以釋放為主，所以就產生了溫度上的差異。

「陰陽」的收藏也相當於人體內部的新陳代謝，是吸收和釋放的過程。陰的收藏是合成代謝，而陽卻是分解代謝。總結起來就是「陰成形」「陽化氣」。比如我們吃的食物就是屬「陰」，食物進入體內就會被消化吸收，供養生命活動的需求，這就是「陰成形」的過程，是一個同化外界物質向內的過程；而人吃飽後會感覺精力充沛，整個人顯得很有活力、很精神，做事的時候思維也比較敏捷，這就是「陽化氣」的過程，即消耗體內有形物質而釋放能量的過程。

所謂「法於陰陽」，就是按照自然界的變化規律而起

居生活，如「日出而作，日落而息」，隨四季的變化而適當增減衣被等。

所謂「和於術數」，就是根據正確的養生保健方法進行調養鍛鍊，如心理平衡、生活規律、合理飲食、適量運動、戒菸限酒、不過度勞累等。

數千年前所提出的這些原則與方法，講起來通俗易懂，做起來簡單易行，但要真正做到並非容易。因為現代人，特別是城市人的生活壓力都很大，要供房供車，即使不買房買車，也要辛苦地工作以避免在激烈的競爭中被淘汰，所以經常要加班、熬夜、應酬。

很多人往往是在失去健康的時候才懂得健康的重要，快要失去生命的時候才知道生命的可貴。老年性疾病的日益年輕化，中青年猝死人數的不斷增加，都為我們敲響了警鐘。

「法於陰陽，和於術數」，實際上整部《黃帝內經》都在詮釋這八個字，這個養生之「道」不是抽象的、虛空的，它就實實在在地表現在我們每一個人普普通通的日常生活中。希望那些不注重自身健康的人要學會「法於陰陽，和於術數」，不要等到失去健康再後悔不已。

健康的生活習慣主要還要靠自己養成，雖然實施起來會有困難，但只要堅持，就會看到好的結果。

中醫養生觀認為，陰是陽的前提，人體只有注意養收、養藏、養陰，才能有更多的能量供給人體的生命活動。所以，我們在養生時，一定要注意養陰惜陰，只有這樣，才有助於健康和長壽。

3 「內養正氣，外慎邪氣」為四季養生的根本

　　如今，關於「人與自然」的話題越來越受人們的關注。有些人認為，人主宰世界，可以與自然抗衡。也有些人認為，人是自然的一部分，只能順從大自然。其實，客觀而言，人與自然是可以和諧共處的。

　　從保健養生角度來說，疾病是可以預防的，只要五臟元真（真氣）充實，營衛通暢（指人的周身內外氣血流暢），抗病力強，則正氣存內，邪不可干，人即安和健康。所以四季養生保健的根本宗旨在於「內養正氣，外慎邪氣」。

　　「內養正氣」是養生的根本，任何一種養生方法的最終目的都是保養正氣。保養正氣就是保養人體的精、氣、神。人體諸氣得保，精和神自然得到充養，人體臟腑氣血的功能也得到保障，即「五臟元真通暢，人即安和」。

　　《黃帝內經》裏記載了這樣一段對話。

　　黃帝問養生專家岐伯：「為什麼有的人能活上百歲身體還很健康，而有的人卻過早衰老了？」

　　岐伯說：「有的人懂得對於四時不正之氣的避讓，以便使思想閑靜，排除雜念。這樣調和好了自身的正氣，就不會得病了。」黃帝聽了，覺得很有道理。便照岐伯的方法修煉了起來。

　　黃帝注意在日常生活中處處約束自己，消除不切實際的慾望，使心情盡可能地安定。由於精神專注，他在勞動時並不覺得疲勞。由於在物質上沒有奢望，所以他心情一直很舒暢。吃飯時，不管是什麼他都不嫌棄。所穿衣服不管是質地好的還是差的，他都很開心。他喜歡與民同樂。雖然他是國家的領袖，但他盡職盡責，為百姓造福，從不自以為尊貴。

　　黃帝心靜如水，加上他長期堅持，從不懈怠，所以他不受外界的干擾，常保有「天真之氣」，這應該是他長壽的秘訣了。「外慎邪氣」則是警惕外界一切可以致病的因子，主要是從有病要早治、生活要節制等方面來調攝養生。

　　中醫認為，邪氣剛入於人體之表，應當即時治之，「勿使九竅閉塞，如此則營衛調和」。病邪就不會由表入裏，病勢也就不會由輕變重而損害正氣，是養生祛病益壽之妙法。

　　「外慎邪氣」的另一個方面是指對自己的生活注重節制，忌「貪」字。比如起居有常，起臥有時，從不貪睡，每天堅持鍛鍊身體，並做一些力所能及的體力勞動；衣著打扮應當以舒適為宜，根據氣候的變化而適當增減著裝，但不要因為天氣寒冷就穿著過暖，也不要因為天熱貪涼而過少穿衣；飲食方面則要講究五味適中，五穀相配，飲食隨四時變化而調節，忌貪飲暴食偏食；在心理健康方面，應當注重陶冶情操，坦然、怡然地待人接物，不以物喜，不以己悲，良好的心態自然能夠改善身體狀況，減輕乃至

避免機體發生病患的可能。

自然界分布著五行（即木、火、土、金、水）之常氣，以運化萬物。人體秉承著五行運化的正常規律，因此才有五臟生理功能。

不僅如此，人們必須依賴於自然界所提供的物質而生存。所以，人與自然環境存在著不可分割的聯繫，自然和人的關係好比「水能浮舟，亦能覆舟」一樣，既有有利的方面，也有不利的方面。

❹ 飲食法地道，居處法天道

現代文明的進步，科學技術的發達，使人們的生活有了翻天覆地的變化，但是一個奇怪的現象出現了，那就是與古人相比，現代人似乎變得更容易生病了，甚至還出現了越來越多的疑難雜症。這是怎麼回事呢？

其實，透過研究現代人的生活狀態，很容易得出結論：大多數疾病都是由不健康的生活習慣和生活方式導致的。與古人相比，現代人少了很多禁忌，沒有不敢去的地方，沒有不敢吃的東西，生活內容也變得豐富多彩，很多人覺得這是一種進步，其實從某種程度上說，這實際上是一種倒退。因為人們對於自然、對於天地缺少了應有的敬畏之心，這就為很多疾病的入侵打開了缺口。

那麼，怎樣的生活方式才是健康的呢？《黃帝內經》給出了最樸實也最根本的答案，飲食法地道，居處法天

道。

飲食法地道，「地道」就是節氣，也就是說我們平時吃東西要遵照節氣規律去吃，儘量吃應季食品，這才是正確、健康的飲食觀念。

可是現在人們的生活水準提高了，夏季的食品在寒冷的冬季也能輕易吃到，這使得人們對飲食上的季節觀念越來越淡薄，從而忽略了食物本身的屬性，比如西瓜性寒，本應在炎熱的夏季食用，以平衡陰陽、中和暑熱，若在冬季食用，就給本來寒冷的環境更增添了幾分寒意，從而對身體造成傷害。

現在很多女性有痛經的毛病，很大一部分原因就是飲食上不注意造成的。

居處法天道，「天道」指日夜，是指人的起居應該順應天地運轉的自然規律，天亮就起床，讓人體自身的陽氣與天地的陽氣一起生發。經常賴床的人會有這樣的感覺，雖然早晨比平時多睡了一會兒，但是起床後並沒有精神抖擻，反而不如早起的時候舒服，這就是由於賴床使體內陽氣沒有生發起來的緣故。同樣，天黑了就應該睡覺，不要貪戀夜生活，不要經常熬夜，這樣才能使陽氣潛藏起來，以陰養陽。

另外，生活水準的提高也讓很多人過著一種恆溫的生活，夏天熱了可以開空調，冬天冷了有暖氣，很少有機會出汗或感受寒冷，違背了自然規律的我們必然會受到懲罰，於是，一些所謂的富貴病接踵而至，讓人們在享受高質量生活的同時也付出了昂貴的代價。

一些人也意識到了生活中的這些問題，於是開始想方設法加以改變和彌補，如很多都市人開始利用節假日去郊外享受大自然，到農場從事一些體力勞動，以減緩不健康的生活方式帶給自己的危害。從本質上說，這其實就是人們在長期遠離自然以後的一種本能。

⑤ 不時不食」，順時而「食」

按照中醫的理論，一年四季的氣候變化是春生、夏長、秋收、冬藏，人的身體也是如此。中醫講究天人合一，特別注重順應自然。因此，順時而「食」也是膳食養生的關鍵。

《黃帝內經》中說，「不時不食」，就是要求我們，飲食一定要順應大自然的規律，說白了就是大自然什麼時候給，我們就什麼時候吃。

目前，我們有各種先進的栽培技術，一年四季都可以買到自己想吃的東西。

現在再講「不時不食」似乎有點過時了，但這裏還是要提醒您：儘量吃應季的食物。因為，無論什麼食物，只有當季才生長得最為飽滿、最有營養。

比如甜瓜，一般是7月份才成熟，那時候的甜瓜經過了充分的陽光照射，味道很香甜。現在大棚裏種的甜瓜在5月就上市了，看上去也是甜瓜的樣子，卻根本不好吃，有的甚至是苦的，完全失去了應有的風味，營養功效自然

也比不上自然成熟的。

有些催熟的食物，不光味道不好，人吃了還會生病，就是因為它的生長過程中用了很多化學藥劑。吃應季的食物不僅經濟實惠而且對身體有好處，我們吃東西不能只為了嘗鮮或者尋求一種心理上的滿足，吃得放心、吃得健康才是最重要的。

什麼季節該吃什麼食物，民間習俗就是很好的答案：韭菜有「春菜第一美食」之稱，「城中桃李愁風雨，春到溪頭薺菜花」，薺菜也是很好的春菜，「門前一株椿，春菜常不斷」……這些都是符合自然規律的；

夏天有「君子菜」苦瓜，「夏天一碗綠豆湯，解毒去暑賽仙方」「夏季吃西瓜，藥物不用抓」……夏天多吃這些食物可以解暑除煩，對身體是有好處的；

秋天各種水果都上市了，「一天一蘋果，醫生不找我」「新採嫩藕勝太醫」，還有梨、柑橘等都是不錯的選擇；

冬天最常吃的就是大白菜，此外冬季是進補的好時節，可以多吃些羊肉、牛肉等溫補的食物，可以補中益氣，來年有個好身體。

食物得天地物候之氣，它的性質與氣候環境的變化是密切相關的。如果不是應季食物，它就沒有那個季節的特性，營養價值就會因此改變。很多人熱衷於吃「初物」，就是到了季節新鮮上市的食物，從食物當中感受四季變化，體驗人與自然協調的美感和幸福。

6 不同的季節，疾病各有偏好

《黃帝內經》中說：「春季邪氣傷人，多病在頭部；夏季邪氣傷人，多病在心；秋季邪氣傷人，多病在肩背；冬季邪氣傷人，多病在四肢。」所以，我們要知道如何在春季保養頭部，秋季保護好肩背等。

✽ 春季的頭部保養

春天是萬物復甦的季節，天氣一暖和，各種細菌、病毒也開始大量繁殖，這時候邪氣最容易從頭部入侵人體。所以我們要保養好頭部，防止疾病入侵人體。

下面介紹一種簡單有效的方法：

先用雙手十指自然屈指併攏；用指端自前向後、自中繞至兩側，對整個髮際較有力地劃摩數次；再用十指依前順序較有力地一點一點地按壓數遍；再用十指依前順序做短距離往返搔抓數遍；最後用十指依前順序輕緩按摩數遍，每2～3小時一次。

✽ 夏季保養好心

我們在前文中也提到，夏季對應的是心，養心是關鍵。夏天的時候，人容易心情煩躁，動不動就發脾氣。這是因為夏天氣血都集中在人體外部，人體內部的氣血相對不足，所以遇見點事就容易生氣發火。因此，我們一定要

記住，夏天要忌怒，別發脾氣，或者儘量少發脾氣。夏天的時候，本來你的氣血都在外面了，你再一發脾氣，血壓就上來了，哪裏還能健康？

❉ 秋季做好肩背部的保養

一到秋天，有些人就開始出現肩背部疾病，這就是邪氣入侵的緣故。所以，我們要學會應對之道。這裏教大家一個簡單方法：把手心貼在缺盆處（人吸氣時兩肩的鎖骨處會形成一個窩，這個窩的中間就是缺盆穴），輕輕地蠕動，慢慢地提捏，提捏的勁道採取「落雁勁」，就好像是大雁落沙灘那樣，看似輕柔，但內帶勁力。多做做就可緩解肩膀疼痛。

中醫裏非常強調後背的養生。因為後背為陽，太陽寒水主之，所以很容易受寒。古語有「背者胸中之腑」的說法，這裏的腑就是指陽。所以，我們在生活中要十分注意後背的養生，晚上睡覺的時候，一定要蓋住肩膀。很多年輕的媽媽為了照顧孩子，跟孩子一起睡，蓋一床被子，這就容易出現一個問題，因為孩子身體小，一床被子往往蓋不住孩子的肩膀。導致孩子的缺盆穴受風，引起肩背痛。所以做家長的要注意這個問題。

❉ 冬季做好四肢的保養

冬季疾病容易從四肢，尤其是雙腿入侵人體。因此冬季最要注意記得給雙腿保暖，特別是愛美女性，不要為了顯瘦而穿絲襪過冬。

三、順天時地利，養生不再難

① 順應四時——最簡單的養生方法

隨著人們生活水準的提高，越來越多的人開始重視養生的過程，認為養生比治病更重要。實際上，養生的過程並不複雜，從中醫的角度上說，順應四時就是最好的養生方法。

順應四時養生並不複雜，民間有這樣的話語，「冬天不冷，夏天不熱，遲早要坐病」。意思就是說，氣候異常的季節生病的人會更多，而這句話在現在已經成為常態。

夏季的時候，人們會將空調調到最大，以確保身體的涼爽，這樣很容易患感冒、關節痛。到了冬季，人們又會生上暖氣，保持室內溫的溫暖，甚至變得有些「熱火朝天」，這樣的溫暖環境不但浪費了能源，也違背了自然規律，危害非常大。

《黃帝內經》中有云：「冬不藏精，春必病溫。」到了冬季，人體的精氣會處在閉藏階段，此時外界溫度過高，腠理會反常張開，氣血大量消耗，雖然表面上看起來

沒有什麼變化，但身體早就形成「表虛」之態，遇到溫度稍低的環境，肯定會感冒發熱。

　　冬季室內的溫度不宜過高，控制在20攝氏度左右即可，夏季的溫度也不宜過低，最好買把扇子，自己動手扇風，人的生命過程應當遵循冬暖夏涼的基本規律，才可減少疾病發生。

　　人和自然界的其他生物一樣，具有順時特性。就像樹木到了冬季，原來分散在枝葉上的營養會運送至根部，樹葉會落光，枝葉營養就會相對缺乏；夏季時枝葉茂盛，根部營養相對缺乏。春季時，人體的氣血會從內向外走，到了夏季，體內氣血充盈，表面氣血會相對缺乏，這也是夏季人容易患胃腸疾病的原因之一。秋季時體表之氣缺乏，不能固衛，因此易患感冒。

　　人體有這樣的「順時」特性，因此我們的生活起居也應順應這種特性，有針對性地進補。

　　春季主養肝，應當注意吃些補肝養肝之品，避免「春困」；夏天應當補心，適當服用生脈飲就能夠達到此功效，因為生脈飲裏面的麥冬、五味子有補氣、清肺熱之功，還可滋養心氣，預防胸悶、氣短、汗多等症；秋季氣候乾燥，可適當吃些梨，秋梨有潤肺止咳、收斂氣血之功；冬季是最佳的補養季節，女性應當注意補養氣血，男性應當注重補養腎陽。

　　從中醫的角度上說，起居應當順應四時。春季為萬物生發的季節，容易「春困」，因此，春季時不宜長睡不起，應早睡早起，注意鍛鍊，能夠舒肝氣。

　　夏季晝長夜短，應適當晚些入睡，但也不能太晚。還應注意，夏季時人的情緒會隨著溫度上升而變得暴躁，進而加劇氣血充盈在表面，因此，控制情緒為夏季養生之重點。

　　秋季時應當注意早睡早起，這個時候氣血從內向外收斂，順應氣血收藏，睡眠時間最好跟著延長，情緒上儘量少思慮、悲秋。

　　冬季時應當早睡晚起，沒有必要早上五六點鐘起床鍛鍊身體，因為過早起床會導致毛孔過度開放，不利於儲藏精氣。

　　冬至為一年之中白晝最短的日子，從中醫陰陽五行理論上說，這一天是一年裏陰氣最盛的一天。冬至時陰氣旺盛，陽氣開始逐漸上升，而夏至為陰氣生發的日子。在這兩個特別時期，不宜遠行或劇烈運動，應當好好休息。

　　春分和秋分時，人體氣血內外各半，氣血旺盛，外界溫度適宜，可透過加強運動助氣血運行。

　　在一天當中的不同時辰，人體也會發生不同變化，所以中醫提倡睡子午覺，進而保持身體中陰陽的平衡。每天上午的7：00～9：00為一天內胃氣之頂點；9：00～11：00為脾運化之頂點；15：00左右為小腸運化之頂點，所以，9：00和15：00都是最佳的進餐時間，由於工作繁忙而不能進食的人應當適當調整進餐時間，需要上夜班的人不宜強迫自己夜間禁食，最好吃些清淡食物，防止危害胃和肝臟健康。

2 我們為什麼越來越容易生病

　　如今，人們已經越來越關注健康問題，越來越多的人雖然沒有患上嚴重的器質性疾病，但出現渾身乏力、頭暈、耳鳴、失眠、手腳冰涼、便秘、心悸氣短、坐立不安、心煩意亂、頸部或腰部酸痛等現象，這就是我們常說的「亞健康」。

　　亞健康狀態的人雖然查不出是何種疾病所致，但身體確實非常不舒服，根本不能專心地去做事，並且沒有行之有效的藥物能夠改善上述症狀。

　　生活中，我們經常會看到一些人被「亞健康」問題所困擾，不但給身體健康帶來威脅，還給患者帶來了無形的心理壓力。俗話說得好：「有病亂投醫。」很多亞健康患者在身體不適而又無法治療的情況下吃各種保健品、補藥，症狀不但沒有改善，反而出現了其他不適。

　　實際上，從中醫的角度上說，亞健康可能為臟腑功能不協調、經絡不暢所致，但是若不及時改善，就會愈加嚴重，成為某些疾病的「培養室」。

　　其實，亞健康是完全可以避免的，只要我們注意好日常生活中的點點滴滴，就能夠在一定程度上防治亞健康，享受健康的生活。

　　那麼，究竟怎麼做才可以讓自己遠離亞健康呢？亞健康為不正確地使用身體所致，如不按時吃飯、不按時睡

覺，無休止地加班熬夜、看電視、玩遊戲、泡吧等，吃飯也多為應付，胡亂吃些東西就當是日常三餐。應當嚴格規範自己的一日三餐和生活起居才能更好地為身體提供能量。

很多不良習慣都會導致亞健康，僅僅由糾正不良習慣很難迅速看出效果。可以進行適當的穴位按摩，瞭解與穴位相關的知識，還可以瞭解一些與中藥、中成藥有關的知識，擁有正確的健康理念，才能遠離亞健康。

③ 順應生理時鐘，離健康更進一步

我們都知道，睡眠是人維持健康不可或缺的過程，通常情況下，我們每天都應保持8小時以上睡眠時間，同時保證高品質睡眠。若睡眠時間不足、睡眠品質差，就會使大腦處在疲勞狀況，甚至影響大腦功能。

一日之中，清晨太陽升起，太陽在上午逐漸升高時，自然界的陽長陰消，陽氣逐漸增多，陰氣逐漸減少。此時應當以動養為主，因為動能生陽，尤其對於陽虛的人來說，此時養陽，比其他時段效果更佳。

下午到傍晚的時候，太陽會逐漸降落，此時自然界中的陰氣開始增加，應當利用天時，開始靜養，因為靜能生陰，尤其對於陰虛者來說，此時最適合養陰。也就是說，我們順應大自然的規律，順應生理時鐘，就能夠達到非常好的養生功效。

若白天工作的時候不打瞌睡，晚上睡覺的時候不起夜，上床的時候能夠迅速入眠，那麼說明你的生理時鐘很正常，身體健康。

生活中，我們有時可能會覺得全身懶洋洋的，身體有重重的感覺，有時又精力旺盛，身輕如燕。實際上，這就是我們體內生理時鐘節律造成的。

生理時鐘就像我們人體中的無形時鐘，每個人的生理時鐘節律都是不同的，但生理時鐘的總體規律一致。那麼，我們如何根據生理時鐘規律來養生呢？

（1）上午8：00～11：00，這段時間我們可以進行寫作、思考等事宜，將一天中最為艱巨的任務放到此時完成。

（2）上午11：00～12：00，這段時間人的頭腦最清醒，可用來解決一些問題，或是做出複雜決策。

（3）12：00～14：00，會出現困乏，最好午休片刻。

（4）14：00～16：00，這段時間為一天之中情緒最佳的時間段，適合進行商業社會活動。

（5）16：00～17：00，此時思維開始活躍，可將一天之中最為重要的活動放到這個時候做，並且此時為長期記憶的最佳時間段。

（6）17：00～19：00，此時人體體溫最高，可做些體育運動，利於夜間順利入眠，提高睡眠品質。

（7）19：00～22：00，此時可討論些較為嚴肅的話題，或者進行適宜學習。

（8）22：00～24：00，此時應當準備休息，進入深度睡眠狀態，讓各個臟器都能夠放鬆下來。

❹ 養生需「順天時，合陰陽」

「養生」一詞最早見於道教書籍《莊子》，又被叫攝生、保生、道生。我們從字面理解就是「養護身體」。中醫養生之道確是博大精深，其中最根本的是天人合一，只有遵循這個基本原則，才能真正做到養生。

中醫認為，「天地大人身，人身小天地」。意思是說，天和地構成的大環境就像一個大的人體，而每個人的身體又是一個小的天地。人的身體和自然天地是息息相關的。

人是自然界的組成部分，不能離開天地而獨立存在。這一理念貫穿中國歷史長河，在哲學、科學沒有完全區分的階段，天人合一成為各行各業遵循的原則。

「一陰一陽謂之道，陰陽失調謂之病。」天地自然有陰陽兩面，陰陽和諧統一，才能生道。因此我們不能違背陰陽運行之道，要做到順天時，合陰陽。

中醫養生也是如此。《黃帝內經‧素問》中說：「上古之人，知其道者，法於陰陽，和於術數，食飲有節，起居有常，不妄勞作，故能形與神俱，而盡終其天年，度百歲乃去。」

意思是說，上古時代那些懂得宇宙大道，能效法天地

陰陽，遵循自然界氣數的變化與規律，飲食有節制，作息有規律，不胡亂作為與耗費，因此形體與精神協調的智者，都能盡享自然壽命，度過百年才離開人世。由此看來，循天人合一原則，才能明養生之道。

第一，要學會適應自然。

《黃帝內經・素問・四時調神大論》提出「春夏養陽，秋冬養陰」的養生原則。春夏季陽長陰消，自然界陽氣逐漸生發，人們應該補充營養、保護體內陽氣。秋冬季陰長陽消，萬物逐漸斂藏，人也應該順勢收藏體內陰氣，並使精氣內聚，從而滋養五臟六腑，抗病延年。

現在人們生活水準提高了，夏天吹著空調、吃著冷飲；冬天開著暖氣，好一口熱辣的火鍋。身體的陰陽平衡逐漸被打破，不符合順應四時的養生原則，是有損健康的。

第二，要保養精氣。

精氣是人生命的原動力，「正氣存內，邪不可干」。精氣源於先天，養於後天，保養精氣要做到清心寡慾，節制食、色、名、利等慾望。生活中學會自我減壓，調整生活與工作節奏，保證足夠的睡眠，儘量做到11點之前睡覺，還要注意睡眠品質，防止健康透支。

第三，要調養情志。

《黃帝內經》中說：「靜則神藏，躁則神亡。」因此，養神之道貴在一個「靜」字，做到摒除雜念，內無所蓄，外無所逐。當然，靜以養神並不是要人無知無慾，無理想無抱負，也不是人為、過度地壓抑思想或毫無精神寄

托的閑散空虛，而是少思寡慾。

在生活中，保持豁達的處世態度，避免無原則的糾紛。眼為心靈之窗口，閉目養神有利於心靜神凝，尤其人在精神緊張、情緒激動、身心疲勞的情況下，閉目養神片刻，往往能使人心平氣和，精神內守。

第四，要強身健體。

俗語云：「氣血流暢，經絡舒暢；陰陽平衡，祛病延年；堅持鍛鍊，必有大益；強身健體，防病未然。」太極拳、五禽戲、易筋經、體操等有動作的訓練，能使心安定下來，對於養心、養神有很好的作用。

運動一定要與自己的身體和疾病情況相適應，同時要循序漸進，適可而止。建議每天晚上八九點選擇性進行游泳、快走、慢跑、太極拳等有氧運動，強度以身體微汗、氣短、肌肉酸痛為最佳。

第五，要調節飲食。

《黃帝內經·素問》說：「高粱之變，足生大疔。」大都是指飲食過量或過於肥甘所造成的病變。暴飲暴食或長期過飽，胃腸負擔過重，可造成消化道功能紊亂；過食肥甘，營養失去平衡，某些營養素過剩，在體內堆積並造成代謝紊亂，可產生高血脂症、高血壓病、糖尿病、肥胖症等。

中醫認為，飲食要不求全飽，但至八分；飽中有饑，饑中有飽。維生素、蛋白質、脂肪、糖等微量元素要基本顧及，做到營養均衡。還要做到不挑食、不偏食，口味清淡，少食油膩、辛辣、油炸等食物。

⑤ 我們的身體是可以調理的

過去的人吃糠咽菜，每天還要做繁重的體力活，一頓飯就能吃好幾個饅頭。雖然從早到晚都在做粗重的體力活，但是他們說話聲音洪亮，精神十足。

現在的我們可以吃的食物種類很多，想怎麼搭配就怎麼搭配，想吃多少就吃多少，而且從事重體力勞動的人很少，坐辦公室的居多。可是現在的年輕人卻整天一副無精打采的模樣，自身免疫力差，一換季就容易感冒發熱。當然也有處在同樣環境中卻朝氣蓬勃的年輕人，他們大多樂觀、生活規律、不熬夜，而且每天有一定的運動量，一年到頭都不怎麼生病。這就說明，吃什麼對我們身體的影響是次要，如果我們懂得調理自己的身體，即使吃得差點也仍然能保持健康。

其實對於現代人來說，首先面臨的就是心理問題。現代人心氣浮躁，尤其是年輕人，趨利之心太強，精神長期處在緊繃狀態，造成「夜不能安眠」，第二天自然是一副疲憊之相，久而久之，勢必會耗傷心血，威脅身體健康。保持平靜的心理狀態對身體健康而言有著至關重要的作用，可以選擇空氣清新的地方，調勻呼吸，眺望山林，精神自然可以得到放鬆，心態自然能變得平和。

飲食調理並不是說讓我們多吃山珍海味，熊掌鹿茸，而是要合理飲食，注意多種食材的搭配。每天吃燕窩魚

翅，這樣會不會對身體更好呢？

在現代社會中，不是沒有這樣做的人，有的人天天吃補品，補出問題的也不在少數。

之前我就見過一個小夥子，說自己新婚燕爾，怕腎虛，就泡了一堆鹿茸、海馬什麼的補腎藥酒，熬粥的時候也會適當放一些補腎藥材。但是吃了幾天卻開始流鼻血，身體不舒服，這就是補的不相宜、補過了。

其實所謂補品，補的是「虛」，所以補之前一定要知道自己哪裏虛，這樣才算是補對了，對身體才是有益的，否則不僅無益，反而可能會有害。

對於現代人來說，還有一個突出的問題就是睡眠。過去天一黑，大家就休息了，沒有電視機、沒有電燈。可是現在不一樣了，唱歌、聚餐、看電視、打遊戲、加班工作等都是傷身體的做法。

肝開竅於目，如果過了子時還不睡可能會導致肝虛，出現視力模糊、迎風流淚甚至誘發肝膽疾病，這和現代人普遍出現的視力差也有一定的關係。

清代醫家李漁曾說過：「養生之訣，當以居先。睡能還精，睡能養氣，睡能健脾益胃，睡能堅骨強筋。」民間也有俗語：「藥補不如食補，食補不如覺補。」養生要順應自然規律，日出而作，日落而息。最好從晚上9：00以後就開始入睡，最晚也不能超過晚上10：30。

最後推薦一套按摩方法輔助調理身體，每天堅持練習有益於調理五臟六腑，對身體健康大有益處。

❋搓

選擇舒適的姿勢坐好，雙腳分開與肩同寬，放鬆身體的同時雙手手掌搓熱之後，用力揉搓腰眼穴（第4腰椎脊突左右各3.5寸處），整個過程中調整呼吸，繼而提升腎功能，揉搓範圍儘量大些，對腰和尾骨都有不錯的保健功效。

重複上述操作3～5次之後，雙手手掌沿著腰椎兩旁上下用力搓，搓至長強穴（尾骨尖和肛門尖），向上搓到雙臂後屈盡頭，重複操作36次。

❋捏

腰部和腰部周圍的經絡揉搓之後就都被疏通了，並能感覺到發熱，之後從命門穴（和肚臍眼平行，第2腰椎棘突下）以下，一直捏到尾椎，夾捏的過程中一定要集中精神，一捏一鬆，重複3～4次即可。

❋摩

命門穴到尾椎地方的肌肉夾捏後就會處在緊張狀態，此時我們要做的就是將其放鬆。

雙手輕捏拳，拳眼朝上，用掌指關節突出處於兩側腰眼穴進行旋轉按摩，先沿著順時針的方向旋摩18圈，之後沿著逆時針的方向旋摩18圈，雙側同時進行後先後進行均可。

✽ 叩

雙手輕輕握拳，拳眼朝下，同時雙拳的掌面輕叩骶尾處，左右分別叩36次。

✽ 抓

雙手反叉腰，拇指放到前方，其餘四指自然落到腰上，用落到腰上的四指向外抓擦皮膚，雙手同時操作，分別抓擦36次。

✽ 旋

直立，雙腳分開與肩同寬，雙手叉腰，四指在前，拇指在後。雙手用力前推，凸出腹部，身體向後仰；左手用力向右推，上身向左彎；雙手向後推，臀部儘量向後坐，上身儘量向前彎曲；右手用力向左推，上身儘量向右彎。重複上述操作9次，之後逆時針旋轉9次。

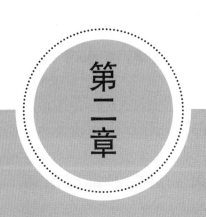

第二章

春主生發，
養生從春天開始

一、乍暖還寒，春季養生先保肝

① 肝解毒，日常養護很重要

　　肝臟是我們的身體中最重要的一個代謝器官。它是一個能夠將血液中的有毒物質進行過濾的器官。在我們的生活中，不健康的飲食會導致肝細胞發生有毒物質淤積的現象。在相關的研究調查中已經證實，中年人有一半甚至一半以上的肝細胞會出現堵塞的現象，這對人體的傷害是很大的。

　　尤其是流經大腸的血液，會帶有相應的毒素流經肝臟，這個時候，肝臟就會對血液進行進一步的淨化。只有將我們的肝臟保護好，才能保證血液在進行循環的時候得到徹底淨化，使乾淨的血液循環到其他的身體器官。那麼，對肝臟進行排毒的方法有哪些呢？

　　其中，最重要的一種方法是「久巴日」。這種方法是一種歷史悠久的方法，是蘇聯醫院廣泛使用的一種清除肝臟毒素的方法。

　　準備好一個礦泉水的瓶子，並且打開瓶蓋，使氣體溢

出。然後在瓶子中加入約5克的硫酸鎂或山梨醇，這兩種物質能夠幫助人體將膽囊中的膽汁排放乾淨。早上空腹喝一瓶帶有硫酸鎂或山梨醇的礦泉水，然後取右側臥的姿勢臥床休息。同時，將一個熱水袋放在肝部。保持二十分鐘的時間之後，再重複一次。在這段時間內，如果有排泄的需要，去排泄就可以了。當然，還可使用藥物進行肝臟的排毒。

很多人認為，肝病患者在治療期間應該進補，實際上這是種錯誤的做法。在進行肝病治療的時候，最重要的是進行排毒，如果此時大肆進補，會增加肝臟排毒的負擔。使用藥物對身體進行調理，就能夠避免有毒物質經過肝臟部位進入到其他的身體器官。

但是，在這段時間裏，一定要保證自己的大便能夠順利排出，排便是主要的排毒過程，能防止毒素繼續在人體內循環，危害自身健康。

除了上面的方法之外，胡蘿蔔、大蒜、葡萄、無花果等食物對於肝臟都是有排毒功效的。胡蘿蔔中，含有一種能夠幫助人體排出汞毒的物質，使血液中汞元素的含量降低。

除此之外，胡蘿蔔還能夠幫助人體加快血液循環，加快胃腸的蠕動，從而改善消化系統，將肝臟毒素排出體外。大蒜含有一種物質，能夠增強血液的流動速度，將肝細胞中的有毒物質排出。無花果含有多種酶，這些酶類具有一定的解毒功效，可以分解肝細胞的毒素，從而使肝臟中的毒素降低。

2 養肝，青色食物為上策

想要解決春天肝火旺盛的問題，不妨施行食療的方法。大家知道，青色是入肝臟的，要想滋肝去火，必然少不了青色的食物。比如香椿、馬蘭頭、薺菜、春筍、蒲公英等，這些食物都能有養肝護肝的功效。

用蒲公英做出來的菜餚不僅味道可口，而且還具有非常強的去火效果。

蒲公英炒豬肝

【原料】蒲公英、豬肝各250克，料酒、鹽、味精、醬油、蔥、植物油各適量。

【做法】

①把豬肝反覆清洗乾淨，去掉裏面的血水，切成薄片；

②將蒲公英洗乾淨，用開水焯一下，撈出來再洗乾淨，瀝乾水分，切成段；

③蔥洗淨，切成蔥花；

④把鍋燒熱，放入適量的植物油，等到油熱達到八成時放入豬肝片爆炒；

⑤放入料酒、醬油，等到快炒熟時放入蒲公英、味精、蔥花、鹽調味即可。

【**功效**】平肝養肝，清熱解毒。

蒲公英性寒，入肝經之後可以獲得兩方面的作用：第一是滋補肝陰，補充肝血，疏理肝氣，可以有效改善氣血不足、肝氣鬱結的狀態；另外一個作用就是清理肝火。

除此之外，動物肝臟也是養肝護肝的好幫手。春季養肝不妨適當吃點兒動物肝臟，比如雞肝、鴨肝、鵝肝、豬肝等。值得注意的是，食用這些肝臟之前一定要將肝臟內的血水徹底清洗乾淨。

除了施行飲食來調理之外，我們還應該注意情緒的調節，讓自己每天都有一個好心情，這也是身體健康、精力充沛的必要條件。

肝臟最忌怒，保持平和的情緒，儘量不要出現劇烈的情緒波動，這樣對於肝臟的養護很有幫助。

讓情緒平和的最好方法就是經常外出活動，散散心，這樣不僅可以讓心情舒暢，而且還能夠藉助戶外的陽氣達到以陽補陽的目的。

3 脂肪肝，喝茶可緩解

隨著人們生活水準的提高，越來越多的人患上了脂肪肝，它已經成為現代人的健康「殺手」。古人講究「日出而作，日落而息」，熬夜對身體的傷害很大。尤其是子時熬夜，對膽和陽氣的損傷是非常大的；熬夜到凌晨1～3點，即丑時，肝經當令，就會傷及肝臟。所以，肝臟受損

和熬夜是有一定關係的，包括脂肪肝的發生。

很多人在脂肪肝最初發病時很難有自覺症狀，只是在偶然的體檢中或到醫院檢查才得知自己患上了脂肪肝。

脂肪肝的危害非常大，會導致脂肪代謝異常，表現出血液甘油三酯或膽固醇上升，形成高血脂症，患上脂肪肝後會伴隨著血脂異常；高血脂症會導致血液黏稠，運行不暢，脂質沉積在血管壁，導致血管彈性下降，誘發高血壓；過多油脂沉積於血管壁，易誘發血管壁硬化，誘發動脈粥樣硬化；油脂堵塞血管，會使得血管腔越來越狹窄，導致心肌供血不足、腦缺氧，誘發心臟病、腦中風等。

脂肪肝患者的肝臟內有過多油脂時，肝細胞逐漸被撐大，等到肝細胞被撐破時，肝細胞內脂肪流出，導致肝臟細胞脂肪浸潤。破損肝細胞得不到及時修復，就會誘發肝細胞炎症，發生脂肪性肝炎。

肝細胞破裂之後，過多死亡組織得不到及時的清理，聚集於肝臟內，身體會儘量修復受損肝細胞，使得肝細胞合成原料不足，身體只好採用身體中相對較多的原料修復，久而久之形成肝纖維化。纖維化程度變大，肝臟變硬，逐漸發展成肝硬化，甚至肝癌。可見，忽視脂肪肝的潛在風險是非常不利於健康的。

中醫認為，脂肪肝的發生主要為過食肥甘厚味、飲酒過多、勞逸失度、情志鬱結、病後失調等，導致肝失疏泄、脾失健運、腎精虧損，濕邪、痰濁、瘀血等。

除了對症用藥，生活調養還是必需的，脂肪肝患者應當從飲食、運動等方面輔助治疾病。

　　首先，要找出病因，究竟是因為飲酒過量還是營養過剩導致的脂肪肝？找出原因後從源頭上加以控制。如果是因為營養過剩導致的脂肪肝，應當注意調整飲食結構，限制脂肪類食物的攝入，做到高蛋白、高纖維、低糖、低脂肪，配合適當的運動，以促進體內脂肪的消耗。

　　脂肪肝患者還可以喝茶來輔助緩解病情，茶中含有茶多酚、B群維生素，可以促進機體新陳代謝，還有降脂、減肥、疏肝健脾等作用。

❈ 烏龍茶

　　烏龍茶是半發酵茶，能燃燒體內脂肪，每天飯前、飯後喝上一杯烏龍茶，能促進體內脂肪的分解，降低脂肪的身體吸收率，防止由於脂肪攝入過多而誘發肥胖。

❈ 黑茶

　　黑茶有一定的治療脂肪肝的作用，黑茶可以抑制腹部脂肪的增加，經常喝黑茶可以抑制小腹脂肪堆積，進而減肥降脂。

❈ 紅茶

　　紅茶中含多種營養物質和活性物質，經常飲用有減肥降脂的作用。

❈ 杜仲茶

　　堅持喝杜仲茶能減肥降脂，因為杜仲裏面的有效成分可以促進機體新陳代謝，加速熱量消耗，進而減輕體重，預防衰老、強身健體。

❈ 荷葉茶

　　荷葉茶是古代的減肥秘方，是一種傳統的茶，荷花的

花、葉、果實都能泡茶，可以讓人神清氣爽、改善面色，並有減肥功效。

❉ 山楂茶

山楂茶，可以直接煎汁代替茶飲服或是用山楂配綠茶、山楂配蜂蜜適量飲用，均能改善脂肪肝，特別是脂肪肝伴有高血脂症的患者。

❉ 枸杞子茶

枸杞子是常見的養肝之品，可食可藥，每天取10粒枸杞子放入乾淨的杯子內沖泡，代替茶來飲用，護肝補腎、養血明目、防老抗衰，能輔助治療脂肪肝。

有改善脂肪肝作用的茶飲還有很多，患者可以根據個人口味、針對證型進行選擇飲用，可加速脂肪肝的痊癒。

雖然喝茶能在一定程度上防治脂肪肝，但喝茶還是有很多講究的，主要注意以下幾方面。

（1）不宜空腹喝茶，防止傷及脾胃。

（2）飯前、飯後1小時內不宜喝茶，以免沖淡胃液，影響正常的消化吸收。

（3）睡前3小時內不宜喝茶，否則會變得興奮，易誘發失眠。

（4）服藥前後不宜喝茶，因為茶可以「解」藥性，會影響藥效。

（5）營養不良者不宜飲茶，因為茶葉能分解脂肪，加重營養不良的症狀。

④ 兩個穴位，讓肝從此不血虛

　　大敦穴為肝經上的第一個穴位，取穴的時候，可採取正坐或仰臥姿勢，大敦穴位於大趾（第二趾一側）甲根邊緣2毫米處。大敦穴也是肝經之井穴，即為經氣彙聚之處。大敦穴能夠治療目眩、腹痛、肌肋痛、冷感症。此外，該穴也被稱作鎮靜、恢復神智之要穴。

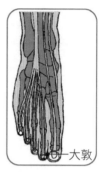

大敦

　　大敦穴是木經木穴，有疏肝理氣之功，能夠治療氣鬱不舒導致的婦科疾病，如閉經、痛經、崩漏等；並且還能夠治療陽痿、尿頻、尿失禁等症。

　　我們在生悶氣、心情不暢之時可用大拇指按摩大敦穴，此時按摩能夠感到酸、脹、痛。每次按摩3～5分鐘，先左後右。艾灸此穴效果會更好。並且，用指甲輕掐此穴還能夠通便藏血，因此，肝經上的大敦穴可治療出血症，其主要表現為下焦出血，如崩漏、月經過多等。用大敦穴治病的時候，常用方法為艾灸，艾炷灸3～5壯，艾灸5～10分鐘。

　　此外，大敦穴還具有非常好的養生保健功效。很多30～40歲的中年人有過這樣的經歷，一天到晚忙著工作，身心疲憊，躺在床上不能入睡，清晨起床的時候神志不清，身體疲倦，沒有精神。出現上述狀況，可以嘗試著

按摩大敦穴，能夠治療昏睡，讓人頓覺神清氣爽。

按壓的時間為7～8秒，之後慢慢吐氣，每天睡前重複10次左右，第二天起床的時候就能夠看到效果，如果清晨起的比較晚，也可以在床上按壓此穴。

此外，大敦穴還有很多養生保健之功，如治療疝氣、火氣旺盛等。

行間穴位於足背側，第一、二趾間，趾蹼緣後方赤白肉際處。《黃帝內經》中提到，「肝出於大墩……溜於行間，行間，足大指間也，為榮」。從這裏我們也能看出行間穴的具體位置。

行間穴屬於火穴，肝屬木，木生火，若肝火太旺，應當先瀉心火。行間穴為瀉心火的穴位。如果你常常兩肋脹痛、口苦，即為肝火旺盛；牙痛、腮幫子腫、口腔潰瘍、鼻出血，特別是舌尖出泡，多為心火旺盛所致，此時火已不在肝上，按揉行間穴就能夠祛火，掐此穴對於眼睛脹痛的效果也是非常顯著的。

《類經·圖翼》上說：「瀉行間火而熱自清，木氣自下」。

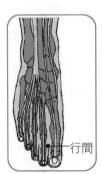
行間

此外，按摩該穴還能夠治療心煩燥熱、咳嗽失眠。由於肝經環繞著陰器，因此，行間穴還可以治療生殖器熱症，如小便熱痛、陰囊濕疹、陰部瘙癢等。痛風引發的膝踝腫痛點掐行間穴也有非常不錯的止痛效果。

此外，行間穴配合睛明穴來按摩，能

夠治療青光眼、降壓眼；同太衝穴、合谷穴、風池穴、百會穴一同按摩能夠治療肝火上炎、頭痛、暈眩；同中脘穴、肝俞穴、胃俞穴一同按摩能夠治療肝氣犯胃引發的胃痛；同中府穴、孔最穴一同按摩能夠治療肝火犯肺導致的乾咳、咯血。

可以用大拇指點按行間穴，或是用艾炷灸3～5壯；或者用艾條艾灸5～10分鐘。按壓行間穴的時候有強痛，每天按壓上述穴位兩次，每次按壓30下即可。

肝硬化、脂肪肝、酒精肝患者可以用艾灸條灸20次，堅持艾灸一段時間後，結合規律的飲食起居即可看到顯著效果。

在進行穴位按摩的同時，還應當懂得進行自我調節，每天笑口常開，心情舒暢，同時配合穴位的按摩，才能夠更好地養肝。

下面介紹幾種讓心情舒暢的方法。

✳ 笑口常開

聽相聲、小品，或是看看漫畫書，多讓自己笑笑，心情就會變得愉悅，壓力也會隨之減小。

✳ 吃香蕉

每天吃上一根香蕉，有助於保持好心情，還能夠預防便秘。長時間加班會影響人體的內分泌，進而出現便秘，而吃香蕉正是個一舉兩得的好方法。

✳ 認真工作

當你覺得不順心的時候，不如將所有的注意力都集中在工作上，人在專注於一件事的時候，很容易將事情做

好，而將煩心事拋之腦後，這樣一來，不但本職工作做好了，原來讓你生氣、抱怨的事情也忘得差不多了。

肝膽的毒素處理乾淨之後，通道就會變得暢通，體態也可變得輕巧。因此，解肝膽之毒即為減肥的最佳方法。這兩個器官恢復健康後，人體就能夠遠離疾病。平時適當增加運動量，如上下班儘量步行，用爬樓梯代替坐電梯等，也是間接為肝膽排毒。

⑤ 養肝，不能亂發脾氣

《黃帝內經》中也提到：「大怒則形氣絕，而血菀於上，使人薄厥。」從這裏我們也能看出，「怒傷肝」發怒好比毒藥一般傷害著我們的身體。

人在發怒的時候，肝氣會上逆，血液會隨之上溢，因此傷肝。肝氣上逆，即我們平時所說的生氣，氣發不出來就會蘊怒，而怒勢必傷肝。

在我們的五臟之中，肝為將軍之官，武將之首，主怒，因此，怒首先傷到的就是肝。肝為將軍之官，負責守護身體，任何不屬於人體的外來敵人，肝臟都會立刻對付它，因此，人體出現的很多狀況都要由肝臟來解決，這樣一來，肝臟就更易受傷害。

肝氣用得多，耗傷肝血就會影響視力，所以，肝開竅於目，目得血而能視，肝經在丑時功能最強。這就是為什麼有的人喜歡夜間工作、學習、思考，認為夜間的工作效

率更高。

《黃帝內經》之中有：「怒則氣上。」意思就是說，生氣的時候氣機會向上，從氣機升降運行的角度上說，是由於肝主調暢氣機，肝氣調達舒暢，氣血才能柔和，若怒氣上升，氣機就會逆行，血液便會湧上來，肝經便會跟著受連累，兩肋疼痛，脹悶。症狀較輕的患者會表現出頭昏，重者會昏仆。

人在發怒的時候，會面紅耳赤，主要是氣血上湧所致，氣血上湧嚴重的時候，頭髮甚至會豎起來，因此才有「怒髮衝冠」這個成語。

心腦血管疾病患者，一定不要隨意發怒，因為發怒時，氣血會立即上沖，容易引發嚴重後果。

肝主藏血，發怒時會直接影響腎臟，肝血、氣血向上沖，此時很容易誘發腦出血。肝失疏泄，肝氣就會在體內失去控制，到處亂撞；肝氣橫逆易犯脾，脾失運化，我們就會覺得腹脹；橫逆犯胃，會引發呃逆、食慾下降，甚至會引發吐血等。《三國演義》中周瑜吐血身亡實際上就是怒傷肝引發的氣血損傷，因此，想保護肝臟，應當儘量少生氣。

但人有七情六慾，怎麼可能做到不生氣呢？既然不生氣很難，那我們應當盡力將心裏的「火氣」發出來，否則「火」窩在心裏，比發脾氣更傷肝。因此，別人衝著你發脾氣的時候，千萬不要往心裏去，儘量將火氣發洩出去，這樣肝臟也就能夠避免受害了。

我們的身體有一定的調節功能，通常情況下，身體自己就能排解各種不適。

當然了，能不生氣最好還是不生氣。古代的很多養生家都提倡制怒。

下面介紹幾種行之有效的制怒方法。

✼轉移目標法

憤怒的時候，應當採用積極的方法轉移注意力，火氣上來時，應當迅速離開讓你生氣的地方，之後按摩頭部或太陽穴10秒鐘左右，能夠幫助人體減少怒氣，緩解肌肉緊張。

也可用冷水洗臉，降低皮膚溫度，以消除怒氣。還可從腹部發出聲音唱歌或朗誦，喝杯熱茶或熱咖啡，同朋友一起聊天、逛街、散步等，情緒就會慢慢穩定下來。

✼理智戰勝情感

情緒激動、發怒的時候，最好能「叫」出自己的理智，不斷地提醒自己「不要生氣」「不要生氣」「不要生氣」……再堅持一分鐘，這樣一來，火氣基本就消了。

✼時間推遲法

怒氣主要源於外界刺激，可能當時只是對別人的一個眼神、一句諷刺的言語，或是一個誤解覺得非常憤怒，但是，一個小時、一個星期或是一個月之後再去回憶這件事，就會覺得自己當時完全沒有必要生這個氣。

6 戒酒，為肝臟排毒

「酒精肝」指的是因長期酗酒對肝臟造成損傷而導致

的一些肝部疾病。如酒精性脂肪肝、酒精性肝炎、酒精性肝硬化。

此病屬中醫酒疸、積聚、脅痛等病的範疇。國外有這樣的報告：

平均每天的飲酒量達到80克的人，持續2年就會誘發肝損害。平均每天的飲酒量在160克以上的人，並且持續5年嗜酒，90%會出現各種損害，按此飲酒量10年以上的人，34%會出現慢性肝炎，25%會出現肝硬變。酒精性肝硬變占各種肝硬變病因的54%～84%。

酒精進入人體之後，90%會在肝臟中被分解，但是過量的酒精會對肝臟產生直接損害。通常情況下，50～70克的酒精會引發急性中毒，250～500克會致死。當然了，不同的人對酒精的耐受程度不同。

對酒精引發的併發症的敏感程度和遺傳、性別有關，實驗表明，年齡越大，酒精的代謝速度會隨之降低。

每種酒所含的酒精量都是不同的，酒精進入人體之後，10%會由胃腸排出，而90%會由肝臟代謝，酒精的主要成分為乙醇，乙醇進入肝臟後會氧化為乙醛。乙醇、乙醛都可直接刺激、損害肝細胞，讓肝細胞出現脂肪變性、甚至壞死。

酒精性肝病的發生和飲酒量、飲酒年限、性別、遺傳、營養、B型和C型肝炎病毒感染等有關。

女性對酒精的敏感程度要比男性高些，因為女性的體型相對小些，體內脂肪含量高，飲用的酒量相同，其血液中的酒精濃度也會比男性高，且女性體內的乙醇脫氫酶比

男性低，所以比男性更易出現酒精性肝病。即使停酒，女性也可能從酒精性肝炎轉變成肝硬化。

⑦ 春季保肝謹記排毒時間

四季之中，春天屬木，而人體的五臟之中肝也是木性，因而春氣通肝。

肝臟的主要功能是排毒，而春季容易上火傷肝，我們一定要謹記肝臟的排毒時間。

✽7：00～9：00清晨起來首先就要清肝

這兩個小時，正好是我們每天起床到上班之前的時間段，在這期間，有可能會遇到以下幾種物品會對你的肝臟造成傷害。

口紅：化妝品也會傷肝

雖然化妝品的成分不會直接經口食入，但是其成分會經過皮膚吸收，透過血液循環進入肝臟進行分解。有毒物質在肝臟裏累積得越來越多，肝臟負荷過大，就會導致使用者出現藥物性肝炎。釹（Nd）還會導致肝硬化，甚至是神經系統慢性重金屬中毒，使人體抵抗力變差，處於亞健康狀態。

衛生紙：大便通暢是護肝第一步

由於一切在胃腸道內消化吸收的食物，都要經過門靜脈運送至肝臟加工，很多食物和藥品在腸內腐敗、發酵會

產生有毒物質。

便秘會迫使肝臟負擔加重，所以保障排便通暢是為肝臟排毒的首要任務，只有把毒性物質及時從體內排出才能減輕肝臟負擔。

✽9：00～18：00工作時間不要給肝臟增加負擔

這9個小時，是我們每天工作和午休的時間，在這段時間裏，也是有很多東西和肝臟排毒有關的。

零食：給肝臟增加負擔

很多上班族都喜歡吃薯片、糖果、餅乾，不規律的飲食習慣及營養攝入過多，都會擾亂正常的代謝，不僅增加了肝臟的負擔，而且還為脂肪肝的發生提供了物質基礎。除此之外，過量的油炸食物及咖啡因的攝取也會對肝臟細胞造成刺激，增加肝臟的負擔，加重對肝臟的傷害。

香菸：不要把壓力轉給肝臟

我們一說到香菸，大家首先想到的是它對肺的傷害，其實尼古丁還會對肝臟造成損傷。吸菸時大量吸入的一氧化碳會妨礙血紅蛋白與氧的結合，造成機體缺氧，造成對肝臟的損害。而且，吸菸還大大降低了人體免疫反應，增加感染各種疾病的可能。

電腦：保護眼睛就是保護肝臟

中醫認為，「肝開竅於目」，護肝首先就要從愛護眼睛開始，因為眼睛過分疲勞也會影響到肝臟，所以不要長時間地坐在電腦前，注意縮短用眼時間。

二、陽春三月，補好身體更健康

① 平肝清熱茶，解燥又去火

　　人上了年紀之後，臟腑器官就會發生退化，味覺也是如此，這就是為什麼很多老年人總是覺得嘴裏沒味兒，吃東西的時候口味偏重，喜食辛辣之品的原因，而辛辣等口味偏重的食物易導致肝火旺。

　　古籍《慈禧光緒醫方選議》中記載著一個「秘方」——「平肝清熱茶」，其組方為：川芎、龍膽草、醋柴胡各1.8克，甘菊花、生地黃各3克，一同放入鍋中，倒入適量清水煎汁或直接放到開水中沖泡，代茶飲用，每天服1～2劑，即可清除肝火，解熱除煩。這個方劑深受慈禧太后喜愛，據說她每天都會喝上一杯「平肝清熱茶」護肝養生。

　　從中醫的角度上說，肝主疏泄，其性升發，喜條達惡抑鬱，老年人常常會肝火旺盛，進而表現出急躁易怒、口苦口乾、頭暈耳鳴、失眠多夢、脅部疼痛等。泡一杯「平肝清熱茶」，不僅能平肝火、清肝熱，還能保護肝臟健

康，讓人體處於健康、平衡狀態。

　　《黃帝內經》中有云：「寒者熱之，熱者寒之。」對於愛上火的老年朋友來說，還要適當攝入寒涼之品，比如綠茶，也可以吃些西瓜、苦瓜等，夏季可以多喝一些綠豆湯。

　　上火時急躁易怒、口苦口乾、頭暈耳鳴、失眠多夢，而且到了夏季症狀會更嚴重，上火的時候不妨聽聽舒緩的音樂，為自己泡上一杯「平肝清熱茶」，可以在很大程度上為自己「降火」。

　　當然，「平肝清熱茶」也不是萬能的，日常飲食必須注意才行。儘量避免吃辛辣食物，多吃些清淡食物，懂得給自己減壓，想發脾氣時努力克制一下自己的情緒，這樣火氣自然會消失。

　　能清肝瀉火的食物，有番茄、綠豆、綠豆芽、芹菜、白菜、油菜等。除此之外，還可適當吃些苦味食物來清肝火，如苦瓜、馬蘭頭等，還要注意戒菸限酒，忌食肥甘辛辣之品。

　　每天配合適量的運動，根據自身肝功能的情況控制運動量，最開始可以選擇慢跑等運動，適當的運動不僅有益於肝臟健康，還能增強抵抗力，健康身心。

　　降肝火的過程中一定要注意疏理肝氣，從中醫的角度上說，發怒、苦悶、抑鬱、傷心等情緒會傷肝，我們平時所說的「氣飽了」，實際上就是肝火旺盛影響脾胃功能的表現，應當培養樂觀、開朗、寬容、放鬆的心態，保持愉快的心情，如此即可預防肝火旺盛。

② 春養陽氣，菠菜來幫忙

　　菠菜是一年生草本植物，地生，柔韌多汁。其主根發達，味甜可食，屬耐寒蔬菜。

　　菠菜性涼，味甘，入大腸經、胃經，因此視其為潤腸通便、清熱祛火之佳餚。

　　便秘、痔瘡患者都可以多吃菠菜，能夠在一定程度上防治舌炎、唇炎、口角潰瘍、皮炎等。

　　此外，菠菜還有補氣血之功。《本草綱目》中說其可，「通血脈，開胸膈，下氣調中，止渴潤燥，根尤良」。意思就是說，菠菜有活血行氣之功，同時可以制火潤燥，菠菜根的功效更佳。那菠菜的養肝之功又是從哪裏看出來的呢？

　　肝容易出現燥症，經常會肝血不足、肝火過盛。而菠菜性涼，可潤燥，因此，能夠清除肝臟中的邪火，滋養陰血。此外，肝氣太盛會導致鬱結，和菠菜的下氣之功剛好對應。

　　雖然一年四季都能看到菠菜，可是春季的菠菜營養價值最高。因為春季時肝火最為旺盛，急需滋陰養肝。五色之中，肝對應綠色，即綠色食物最為養肝。

　　總結起來就是，菠菜可生血、行氣、潤燥、養肝，因此，春季時多吃綠色蔬菜，不但能夠控制住自己的暴躁脾氣，還可改善由於肝血虛出現的面色發白、皮膚乾燥、視

力下降等，以及由於肝火過盛引發的口乾舌燥、雙目發紅、痤瘡、便秘等。

菠菜還有生血之功，同時富含鐵元素，因此常吃菠菜能夠治療缺鐵性貧血、維生素C缺乏症、便血等。菠菜中富含微量元素，可以促進人體新陳代謝、促進身體健康。

下面就為大家介紹幾種養肝的菠菜食譜。

芝麻菠菜

【原料】菠菜300克，芝麻5克，枸杞子、鹽、糖、芝麻油各適量。

【做法】

①將菠菜擇洗乾淨，放入加了少許鹽的沸水中燙熟，撈出，放到冷水中過涼，擠出水分，放到大碗中；

②芝麻放到鍋中，開小火煸炒至金黃色，晾涼，備用，枸杞子放到溫水中浸泡一會兒後沖洗乾淨；

③菠菜抖散，調入適量鹽、糖、芝麻油、枸杞子、芝麻，攪拌均勻即可。

【功效】養肝明目，益智健腦。

羊肝菠菜

【原料】菠菜、羊肝各250克，油、醬油、料酒、醋、鹽、味精各適量。

【做法】

①將羊肝清洗乾淨後切成片，菠菜去根後清洗乾淨；

②將鍋置於火上，倒入適量清水，水沸後，放入羊肝

片、菠菜焯熟，撈出，瀝乾水分，羊肝片、菠菜分別放到盤子裏；

③取一乾淨的鍋置於火上，倒入適量油，油熱後，放入羊肝片，滑炒至變色，調入適量醬油、料酒、醋、鹽翻炒至熟，倒入菠菜，調入適量味精即可。

【功效】補血、補肝、明目。

肝尖菠菜湯

【原料】豬肝、菠菜各 150 克，枸杞子、火腿、胡椒、芝麻油、鹽、薑片、料酒、白醋各適量。

【做法】

①將豬肝去筋切片，放到鹽水中搓洗 3 次，搓一次沖洗一次，直到豬肝上無雜質即可，最後洗的時候在水中倒入適量白醋；

②將鍋置於火上，倒入適量清水，放入薑片，水沸後放入豬肝片焯水，再次沸騰時放入料酒，煮一會兒撈出，清洗乾淨；

③菠菜放到沸水中焯一下，撈出，火腿切成片；

④將鍋置於火上，倒入適量清水，放入薑片，豬肝煮沸，調入適量鹽、胡椒，將菠菜、火腿片、枸杞子放入鍋中，再次沸騰同調入芝麻油即可。

【功效】適合氣血虛弱、面色萎黃，缺鐵性貧血的患者食用，能夠輔助治療肝血不足引發的視物模糊、夜盲、眼乾等。

3 常吃栗子，養肝護脾胃

栗子，又名板栗、毛栗，性溫，味甘，自古以來被稱之為滋補佳品。《札記》裏面有這樣的記載：「子事父母……婦事舅姑……棗、栗、飴、蜜以甘之。」意思就是說，子女孝敬父母、媳婦孝敬公婆都要端出甘甜的棗、栗子。由此我們也能看出，在古代，栗子、棗是非常珍貴的食物。

栗子入脾、胃、腎三經，它的藥效也是針對這三個臟腑的。《食物本草》中提到，栗子「主益氣，厚胃腸」，由此我們也能看出栗子的補養脾胃之功。對於脾胃虛弱引發的嘔吐、腹瀉等症都有非常不錯的效果。不過提醒大家注意，栗子吃得太多易誘發消化不良，因此，一次不能吃太多，咀嚼的過程要慢，下嚥的速度也要慢，否則會傷及脾胃，誘發腹痛、腹脹等症。

《滇南本草》中說，栗子「生吃止吐血、衄血、便血，一切血症俱可用」。因此，它可治療外傷骨折、瘀血腫痛、皮膚生瘡、筋骨疼痛等症。由於它具有活血、益氣之功，還可預防高血壓、血管動脈硬化。

眾多醫學典籍之中都提到了栗子的補腎之功，如《千金要方》中提到，栗子為「腎之果」「腎病宜食之」。腎對應的是冬季，冬季主藏，剛好符合腎藏精之特性。

此外，五色之中，腎與黑色相對應，這裏的黑色指的

是一切深色食物，栗子包含其中。因為腎虛而出現腰酸腿痛、夜尿增多、月經不調的人，可食用栗子來緩解症狀。腎主骨，因此，多吃栗子可維持牙齒、骨胳功能正常，預防骨質疏鬆、筋骨疼痛等，還可延緩衰老。

一般來說，女性比男性更喜歡吃甜食，所以吃起香甜的栗子時常常會顧慮它會不會誘發肥胖。因為栗子中糖含量豐富，栗子在古代被當作充饑食物，而並非零食，糖尿病、肥胖患者不宜多食。

下面就介紹幾種栗子的烹飪方法。

栗子燉豬肉

【原料】栗子300克，豬肉500克，蒜、薑、糖、蔥、植物油、鹽各適量。

【做法】

①將豬肉放到沸水鍋中煮15分鐘，撈出，清洗乾淨後切成厚片，薑清洗乾淨後切成片，蒜切成片，蔥清洗乾淨後切成段；

②將鍋置於火上，倒入適量植物油，油熱後，放入豬肉片、蒜片、薑片爆香，調入適量調味料，加入栗子，水沸後，開慢火燜熟，調入適量糖攪拌均勻，繼續燜一會兒，放入蔥段，攪拌均勻即可。

【功效】補腎強筋，健脾益氣。

山藥栗子粥

【原料】糯米、大米各50克，山藥20克，栗子50

克，枸杞子5克，大棗3枚。

【做法】

①山藥去皮後切成段，大棗清洗乾淨，糯米、糯米分別淘洗乾淨，枸杞子清洗乾淨，栗子去皮；

②將鍋置於火上，倒入適量清水，放入糯米、大米、山藥、大棗，蓋好鍋蓋，打開電源熬粥；

③粥熬40分鐘左右時，放入栗子和枸杞子，繼續煮10分鐘左右即可。

【功效】健脾補腎。

栗 子 雞 煲

【原料】栗子250克，雞腿500克，蒜頭、生薑、蔥段、生粉、粟米油、老抽、生抽、胡椒粉、雞粉、白砂糖、食鹽、芝麻油各適量。

【做法】

①栗子去殼，雞腿去皮後清洗乾淨，放入湯碗中，倒入適量老抽、生抽、雞粉、胡椒粉、白砂糖、食鹽，用筷子攪拌均勻，倒入適量芝麻油，調入適量生粉，攪拌均勻後腌半小時左右；

②將鍋置於火上，倒入適量清水，水沸後，放入栗子，蓋好鍋蓋，煮10分鐘左右，倒掉鍋裏的水，栗子趁熱去衣，蒜頭去衣，生薑去皮後切成絲；

③將鍋置於火上，燒熱，倒入適量粟米油，放入蒜頭、薑絲爆香，倒入腌好的雞塊，在腌雞塊的湯碗裏面倒入適量清水，搖勻；

④雞塊烹至五分熟的時候放入栗子，倒入湯碗裏的水，蓋上蓋，燜10分鐘左右，在這段時間內翻炒幾次，讓雞塊上好色，收汁，放入蔥段即可。

【功效】養胃健脾，補腎強筋，活血止血。

4 常吃綠豆，肝臟安康百病休

綠豆，味甘，性涼，入心經和胃經，熱性體質或者上火的人多吃綠豆可以清熱敗火，而一般人食用則可以滋補脾胃。特別是到了夏天，綠豆更是清熱解暑的好幫手。不僅如此，綠豆還具有利水消腫和清熱解毒的功效，可以用來治療水腫腹脹、瘡瘍腫毒、食物中毒等，還能夠滋潤皮膚，特別是具有消痘潤肺的功效。

在《本草綱目》中把綠豆稱為是「濟世之良穀」，把綠豆上升到「濟世」的高度，可見綠豆的地位是很高的。

《本草匯言》裏記載綠豆能「清暑熱，靜煩熱，潤燥熱，解毒熱」，這句話就把綠豆的清熱功效概括得更加廣泛和全面了。「暑熱」通常只代表夏天，其實食用綠豆是不分季節的。

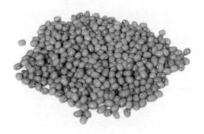

「潤燥熱」中「燥熱」是什麼意思呢？從中醫學角度來說，燥熱就是身體內有燥火，比如目赤腫痛、牙齦咽喉痛、耳鳴或鼻出血等，

這些情況都是因為燥熱傷害了身體內的津液，出現的情況。

　　綠豆還具有「厚胃腸」的作用。中醫上，把有補益胃腸或使胃腸健實的作用稱為厚胃腸。綠豆的補益胃腸功能多指它能夠清胃腸之熱。大家都知道，五臟屬陰，六腑為陽，而脾與胃相表裏。再加上脾屬陰喜燥惡濕，而胃屬陽，喜潤惡燥，一旦我們不注意飲食，吃的過於辛辣或者油膩，胃部非常容易生熱，那麼這個時候再飲用涼性、入胃經的綠豆，自然就可以起到滋養脾胃的作用。

　　綠豆還有一個非常重要的功效就是解毒。那麼綠豆可以解什麼毒呢？古代的醫家們就指出了綠豆具有清熱解毒的效果，特別是身體當中因為有火而出現的熱毒，常見的症狀如長痘瘡。另外一方面，對於各種其他方面的中毒，比如食物中毒，也可以起到很好的解毒作用，《本草綱目》裏說：「綠豆肉平、皮寒，解金石、砒霜、草木一切諸毒，宜連皮生研，水服。」

　　綠豆芽是綠豆水發形成的芽菜，也是大家經常食用的。千萬不要小瞧了綠豆芽，它富含豐富的維生素C，中醫認為，綠豆芽味甘性涼，入胃和三焦經，最善於清熱解毒、利尿醒酒。《本草綱目》裏說它「解酒毒、熱毒，利三焦」，也就是說，綠豆芽在具有綠豆清熱解毒功效的同時，還可以調和整個臟腑的氣機。主要是因為三焦作為六腑之一，就好像是一個大容器裝著我們體內的所有臟器，而綠豆芽的主要作用就是通調水道，所以適合有腹部脹滿、小便不利等症狀的人食用。

三、生活起居必須符合「春」的特徵

① 春眠不覺曉，睡覺要趁早

春天是最好的睡眠時節，因此常說「春眠不覺曉」，又有「春困」之說。一般來說，春天的睡眠品質比較高，也正適合進行調養。

但是，還是有些人會因種種睡眠障礙而不得眠。那麼，春季要如何調整睡眠呢？

「一日之計在於晨」，《黃帝內經》就有精闢論斷：「夜臥早起，廣步於庭，被毛緩行，以使志生。」意思是說，人要適應自然界的變化，要適當晚睡早起，到戶外散步，悠然自得地舒展肢體，使精神活動寄望於大自然中。飯後閑庭漫步，不僅可消食化氣，還可變得無思無慮，使心身得以休養，使人倍感神清氣爽。

春季睡眠宜「按時入睡，過時不候；午睡一刻鐘，能夜補一小時；體腦並用，形與神俱，精神乃治」。

其次，也應注意春木當令，性情亢奮的人易舊病復發。俗話說：「黃花黃，瘋子忙。」這種情況可以由適當增加睡眠、靜心修養防治、緩解病情發展。

　　同時，也應注意到，春季睡眠與養生要和運動調養相結合。所謂「聞雞起舞」，得順應生物節律習性。經過一夜睡眠，伸展疲倦的身軀，到室外選擇適合自己的鍛鍊項目。如此可以吸收大自然活力，調養精神，煉氣保精，增強抗病能力，使自己充滿春天般的活力。

　　老年人不要睡懶覺，因為久臥會造成人體的新陳代謝能力下降，氣血運行不暢，筋脈僵硬不舒，身體虧損虛弱。所以，老年人在春天要做到早睡早起，既要保證充足的睡眠，又要防止睡眠過多，一般每天睡8小時即可。

　　此外，睡眠狀態有週期性，剛剛睡著時睡得最深，之後又變淺、再變深，週而復始。最初的熟睡關鍵是枕頭，理想的枕頭是能夠維持頸部與頭部之間的自然曲線的，不會對頸部造成壓力。所以，想要享受好的睡眠，還要給自己選一個合適的枕頭。

2 春天調養脾胃，晚餐要吃少

　　實際上，一日三餐，不宜吃得過飽，每餐保證七八分飽就可以了，吃得過飽反而對胃腸健康不利，加重胃腸負擔。

　　從中醫的角度上說，「晚餐中滿不消，而脾胃大傷」。日常生活中，常常有人為了工作而「湊合」吃飯，一直等到晚上，一家人聚在一起的時候再吃團圓飯，這頓飯非常豐盛，通常會吃得很飽，豈不知，晚餐過晚、過油

膩，對於身體健康不利，很容易誘發高血脂症，進而導致動脈粥樣硬化、冠心病等。攝入的高蛋白食物過量，會加重胃腸、肝臟、腎臟代謝負擔，對於腎病患者來說危害是非常大的。

有很多人白天忙了一天，晚上急於躺在床上，吃過飯後就躺在沙發上看電視，或是直接躺在床上睡覺。這樣做不利於食物的消化、吸收，使得大量營養物質囤積體內，甚至腐敗，對身體健康無益。

晚餐過多對身體健康是不利的。美國有項研究結果發現：老鼠每天減少30%的食量，其壽命可延長30%。年輕的時候多吃些不會感到不適，可是年紀大的時候就會被「找上」，不但容易誘發各種心腦血管疾病，還可能縮短壽命。

還有研究證明，時常保持兩分饑餓，人的壽命就能增長20%～30%，但是現代人不僅吃飯的時間過晚，而且大多很難做到八分飽。

我們每天都吃得太好、太飽，機體就會超負荷運轉，引發一系列健康問題，首先面臨的就是肥胖問題。現代人的飲食中脂肪、蛋白質含量很高，更難消化，多餘的營養物質在體內堆積，就會引發肥胖等「富貴病」。

如今，隨著人們生活水準的提高，人們越來越不重視主食，而是更熱衷於副食，很多人的晚餐甚至只是一些蔬菜和高蛋白、高脂肪食物，這樣的飲食對於我們的脾胃健康是非常不利的。

古語有云：「安穀則昌，絕穀則亡。」這裏的「穀」就是穀物的意思，而「昌」指的是身體健康，意思就是

說，穀物能夠維持、旺盛我們的生命，保障身體健康。每一餐都是不能缺少主食的，晚餐的主食可以以粥類為主，但是萬萬不可缺少。

③ 春乏，不可貪睡

人在整個睡眠過程中，並非一直處在平靜、單一的狀態，而是進行著週期性變化。通常情況下，這個睡眠週期大概有八小時，對於成年人來說，超出八小時的睡眠對人體是沒有好處的，還可能對健康造成一定危害。

❋ 睡得過多，會越睡越懶、智力下降

多數人認為，疲勞感多就要多睡覺，其實，這個想法並不完全正確。由補充睡眠消除疲勞是正確的，但如果睡得過多就會降低心臟的跳動速度，同時還會影響新陳代謝，肌肉也會變鬆弛。身體的各部分組織和肌肉得不到鍛鍊，起床後會感到腿軟、周身無力，久而久之，就會變得懶惰、四肢無力，甚至還會出現智力下降。

❋ 增加了腦中風、糖尿病、老年痴呆的概率

老年人的血液比較黏稠，如果睡眠時間過長，會導致血液黏稠度增加，從而誘發腦中風等腦血管疾病。睡眠少於 6 小時，患糖尿病的風險就會增加 2 倍；而超過 8 小時，患糖尿病的風險就會增加 3 倍。每天睡眠時間超過 8

小時的人罹患老年痴呆的風險會比正常人高出2倍。

✻ 增加患呼吸道、心臟和消化系統疾病風險

經歷了一個晚上的睡眠後，臥室的空氣會變得污濁，即使虛掩窗戶也還是會有部分空氣未流通，不潔的空氣中含有大量細菌、病毒、二氧化碳、塵埃等，對呼吸道的抗病能力有影響。對於長期睡眠時間過長的人來說，平時的運動減少，再加上臥室內空氣污濁，就容易出現感冒、咳嗽等症狀。

此外，睡眠過多還會破壞心臟休息和運動的規律，心臟總是處在休息狀態，會導致心臟收縮乏力，稍一活動便會出現心跳加速、心慌乏力等現象。長時間睡眠還會導致無法按時進餐，胃腸發生饑餓性蠕動，擾亂胃液分泌規律，影響消化功能，進而引發消化系統疾病。

如果早上醒得比較早的話，就不要再賴床了，實在睡不著，也別在床上乾熬著，更不要捂著被子看電視。起床進行一些體育鍛鍊，呼吸一下新鮮的空氣會讓自己的身體更加健康！

所以說，睡眠並不是越多越好的，不同年齡段的人睡眠所需要的時間也是不同的。對於成年人來說，每天8小時的睡眠時間就已經足夠了，如果有特殊情況，比如前幾天缺覺了、工作太累了等都可以適當地增加一兩個小時的睡眠。但是不要增加的太多，否則不但達不到休息的目的，還會使自己身體的疲憊感加重。

其實，我們的睡眠週期中，深睡期是對整個睡眠過程

中影響最大的階段，如果在深睡期能夠保證睡眠的充足，那麼才是有品質的睡眠。

在失眠的時間段裏，保證深度睡眠，不要賴床，睡好子午覺，就是對睡眠最好的保證。雖然說貪睡對身體健康不利，但如果長期處於睡眠不足的狀態，也會對人體造成多方面的傷害。

睡眠能夠幫助我們的大腦對事物或事情有深刻的記憶。我們可能有這樣的體會，睡眠充足的情況下去參加考試肯定會比睡眠不足去參加考試的效果要好很多。而且，人在清醒的時候解決問題的能力也要比平時高一些，大腦會處於工作效率很高的一個狀態。

如果長期處在睡眠不足的狀態，就會刺激腎上腺分泌更多的腎上腺皮質激素，這種激素過多會導致人的腹部脂肪堆積過多。而且，還會加重白天的疲勞感，可能會出現「打盹」的現象。

睡眠不足還會導致人的情緒向不良的方向發展，比如易怒、煩躁不安、頭腦混亂、承受能力下降等。當人處於疲憊狀態時，很難心平氣和地與身邊的人進行溝通，很可能會在此時產生摩擦，進而影響一天的心情。如果長期這樣下去，還有可能會產生抑鬱症。

睡眠不足是造成高血壓和心律不整的因素之一。睡眠不足的人，體內的免疫力也會降低，容易患各種疾病。

人類在白天以交感神經活動和新陳代謝異化作用為主；夜間則以副交感神經和機體的同化作用為主。所以，睡眠不足會使機體的節律發生紊亂，進而出現口臭咽乾、

口角生瘡、食慾下降、煩躁易怒、精神不集中等現象。

白天人們從事各種工作，消耗掉體內的大量能量和營養物質。等到夜間睡眠時又會及時補充上這些能量和營養，如果睡眠不足，機體的營養和能量供應就會出現不足，進而影響第二天的工作和學習。

睡眠不足對我們身體的危害還有很多，充足的睡眠對於我們身體各個部位的修復和功能的維持都是至關重要的。比如很多人都坐過火車，如果我們是白天坐的火車，坐八九個小時沒有入睡，可能只是感覺渾身疲乏，如果窗外的風景比較好，飲食也比較合理，可能那種疲乏感在下車後一兩個小時之後就能夠恢復過來；但是如果我們是夜間坐車，即使坐上五六個小時，中途小睡一會兒，可能也會覺得很難忍受吧，不僅會覺得渾身疲乏，還可能會有大腦一片空白的感覺，精神渙散，有時甚至會出現噁心的現象，如果是夏天開著空調，坐夜車的人還可能會出現感冒、腹瀉等症狀。

白天所需的睡眠時間較短，不會對我們正常的生理反應有太大影響。但夜間是我們正常的睡眠時間較長，如果睡眠時間不足，不良反應就可能在各個方面表現出來。

想要改變睡眠不足現象，應當從良好的作息習慣做起，避免熬夜，同時保持一個良好的室內環境，睡覺之前不宜喝茶和咖啡，也不能用酒精去催眠。午後可小睡一會兒，能提高我們的工作效率，但是要注意，午睡的時間不能過長，否則到了晚上會很難入睡，還會出現精神低迷、口渴等。

四、萬物復甦，全身筋骨舒展開來

① 「走為百練之祖」，春季早晚勤散步

「走」，是最受老年人喜歡的運動方式，當然，也是最好、最簡單的鍛鍊方式。在我國，很早就有「飯後百步走，活到九十九」的養生健身經驗。

人們經常把各種「走」統稱為「散步」，由於各種「走」之間是存在著密切聯繫的，但是在實踐中，走步鍛鍊的目標、性質、方式、方法各不相同，那麼其效能也是具有一定差異的。

❊ 散步──理想的放鬆鎮靜劑

散步是一種休閑運動，主要指以閑適的心情輕鬆地漫步。嚴格地說，它是一種健心益智活動。它不僅要求運動的強度和速度，而且還具有較強的隨意性。

美國的科學家曾經做過這樣的實驗，將同屬於亞健康的30位60歲老年人分成三組，一組服用鎮靜藥，二組服用健腦營養品，第三組每天散步30分鐘。

結果發現：散步組在緩解疲勞、鎮靜安眠方面，效果是最好的。而到了現在，更加流行「郊遊散步」「雨中散步」「雪中散步」，這不僅能夠鍛鍊身體，還能夠增添悠閑自得的情趣。

現代科學實驗證明，散步能夠增加讓人睡得香甜的鎮靜激素β內啡肽的數量，從而有效抵抗病毒感染和預防疾病的產生。

散步雖然不是劇烈運動，但也有一些注意事項。散步之前應該先用2～3分鐘的時間做深呼吸和慢速的伸展運動，之後再開始散步，還可以聽一聽輕鬆的音樂。

散步的時候，頭、肩、臀部、膝蓋和腳應該成一條直線，並且要在整個散步過程當中保持這種「脊柱不偏不倚」的姿勢，並且要看前方10公尺處。散步的時候要選擇清靜、清潔的地方進行。

❈ 健身走──最簡單有效的有氧運動

儘管我們已經充分肯定了散步能夠健心健身，但是散步還是不能夠代替健身走。

健身走是一種有氧運動，可以提高氧的利用率，從而有效降低安靜心率，降低血壓和改變血液成分，而且還可以發展側肢循環和增大冠狀動脈面積，有效預防冠心病的發生。它是心血管健康的保證。

健身走還必須要具有一定的運動強度、運動時間和運動速度。當前有很多的老年人都非常喜歡步行鍛鍊，有的人甚至是天天走，可是在增進健康素質和發展體能方面的

效果卻不大，雖然是天天進行走的鍛鍊，但是卻沒有提高心血管功能。

而為了達到有氧鍛鍊的效果，健身走則必須讓心率達到一定的鍛鍊水準，每次都應該大步流星地走，就好像是過馬路一樣地急走。

在時間上，至少要走15～20分鐘，每週至少鍛鍊3次；心率要保持在最大心率的65%～75%（最大心率是220減年齡數，每長1歲減1次）。

✽因人而異──提高鍛鍊效果的關鍵

我們從上面的分析可以看出，同樣是走步鍛鍊，但是最重要的要根據自己的實際情況，也就是年齡、性別和健康狀況，因人而異地選擇散步或者健身走，既不能超過自己的實際能力，又不能沒有鍛鍊的效果。

如果說過去運動鍛鍊的旗幟是「生命在於運動」，那麼今天的鍛鍊口號應該是「生命在於科學運動」。鍛鍊一定要因人而異，讓我們的鍛鍊內容方法與我們的實際相適應。

有的老人身體健壯，運動基礎比較好，不僅可以進行散步、健身走，還可以進行慢跑等運動，在國內外，很多70多歲的老人進行馬拉松鍛鍊並參加比賽，這也說明老年人的個體差異是非常大的。因此，千萬不要盲目模仿，要逐步建立一個具有自己特點的鍛鍊模式，從而獲得最大的鍛鍊效益。

② 慢跑，春天鍛鍊的好方法

人們常說「動可延年，樂則長壽」，運動能促進血液流暢，增強體力，提升機體抗病防禦功能，達到延年益壽的目的。「慢跑是運動之王」，慢跑屬於「慢運動」，能讓全身的經絡、氣血、骨胳、肌肉動起來，能調節五臟六腑功能，促進機體新陳代謝。

慢跑又叫緩跑、緩步、緩步跑，是一種強度中等的有氧運動，節奏以緩慢和中等為主，跑完長距離之後，能達到鍛鍊和熱身的目的。

在鍛鍊全身及心臟等方面，慢跑是非常有效的運動方式。在保持心臟功能、預防肺組織衰退、肌肉萎縮、高血壓、冠心病等方面，慢跑的功效十分顯著。慢跑最好隔日進行，以保持正常的身體節奏。慢跑是一種有氧運動，能改善人的身體狀況，促進健康。

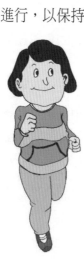

慢跑時，儘量保持不變的節奏，兩手放鬆，雙臂彎曲，軀幹伸直，頭部保持穩定。同時，注意控制呼吸節奏，鼻子吸氣，嘴巴呼氣，避免出現岔氣。慢跑的動作相對簡單，但也要注意姿勢，避免因姿勢不正確給身體帶來不必要的傷害。

跑步時，腿部動作儘量保持放鬆，一條腿後蹬的同時，另一條腿屈膝前擺，小

腿自然放鬆。注意腳跟先著地，直至全腳掌著地，不要選擇全腳掌著地的方式跑步。跑步時，注意雙臂自然擺動，保持身體平衡。

滄州有位叫汪崇明的老人，76歲時仍然毅力驚人，7年內跑完了17個全程馬拉松。老人的面色紅潤，精神抖擻，他笑著說，自己從來都不覺得自己已經70多歲，跑步讓我體會到運動的快樂，我跑步，我健康，我快樂！

其實，汪崇明老人中年的時候身體狀況並不好，退休之後曾經在2年中住院4次，而且經常感冒發熱。老人退休後受同伴啟發開始健身，從慢走開始，慢走1年之後，逐漸過渡到慢跑。一跑就是十幾年。

汪崇明老人說，養成每天慢跑的習慣之後，他已經充分感受到身體的變化，感冒發熱的次數少了很多，連睡眠和心情都好了，整個人更精神了。

中老年人在慢跑的時候，需要注意以下幾點。

❋ 準備活動

慢跑之前應當先做準備活動，小幅度熱身、拉伸對身體功能逐漸退化的老人來說非常重要，也可做些簡單的伸展運動、練太極拳或先走一段之後過渡到慢跑，即可確保機體各個器官功能之協調。

❋ 循序漸進

開始的時候，可以先慢跑10分鐘，之後逐漸增加慢跑的時間。堅持每日鍛鍊，也可每個星期3次，每次跑半

個小時左右為宜。

❀ 姿勢和呼吸

慢跑正確姿勢為兩手微握拳，上臂與前臂彎曲成90度左右，雙臂自然前後擺動，上身略向前傾，儘量放鬆全身肌肉，雙腳落地要輕，宜前腳腳掌先著地，讓足弓得到緩衝，以免身體受到震動。慢跑的時候最好用鼻子呼吸，要做到深、長、細、緩，呼吸的頻率和步伐要協調，通常是兩步一吸，兩步一呼或三步一吸，三步一呼。

❀ 節奏輕緩

節奏要輕緩，步子不宜大，不要全腳掌著地。注意膝蓋的彈性，控制好節奏。

❀ 速度要緩

速度不宜過快，以每分鐘120步左右為宜。跑步的時候，可以與同伴進行交流，以不喘粗氣、不面紅耳赤為標準。不能冒進、逞強。剛參加慢跑鍛鍊或體質較差的老年人，最開始可採取慢跑和走路交替的方式，之後逐漸增加慢跑距離，千萬不能急於求成。

❀ 控制距離

控制距離，由近及遠，保持全身舒暢度。可以從走開始，再慢跑，再慢走，逐步增加距離。遇到雨雪等極端天氣，儘量避免外出鍛鍊，防止發生意外。

❈ 緩慢停步

跑步結束後不宜立即停下來，需要一個緩衝，讓身體有一個過渡時間，進行一些放鬆活動，以調整好身體狀態。慢慢結束運動，四肢可以同時做些舒展放鬆。

❈ 持之以恆

運動貴在堅持，這話說得容易，但真正能做到的卻沒有幾個。無論是數九寒天，還是三伏高溫，都應做到風雨無阻，寒暑不懼。如果連續慢跑一段時間之後停止幾天，再運動的時候就會覺得很累；如果連續十幾天不跑步，那麼之前的運動也就白費了。

❸ 放風箏，享受春天的溫暖

「清池玉水繞山川，攜手伴友放紙鳶；楊柳輕指意欲醉，疑是夢境回童年」。在草長鶯飛的時節裏，放風箏是個令人心曠神怡的戶外活動。

古人認為：「迎天順氣，拉線凝神，隨風送病，有病皆去。」放風箏

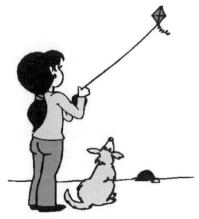

時，在寬闊的廣場、郊野，沐浴著陽光，呼吸著清新的空氣，仰望藍天，凝神專注，拉線奔走，有張有弛，清風徐來，嬉戲玩樂，任何憂慮煩惱之病態神情，早已置之度外，實有爽神練形，兩相得益之效。

經常放風箏，不僅能防治頸椎病，其他一些老年性疾病也會由此大大減少。放風箏又是一項綜合性的體育運動。放風箏時有跑有停，有進有退，軀幹、四肢動作協調、連貫、自然，幾乎全身的骨胳和肌肉都要參與活動。經常放風箏的人，手腳靈活，思維敏捷。

在寬敞開闊的場地放風箏是最好的空氣浴，在風和日麗的大自然中放風箏也是最好的日光浴。放風箏時人的呼吸或急或緩，心率快慢有度，可增強心肺功能，促進機體新陳代謝，改善微循環，延緩器官老化。

放風箏的理想環境是遠離城鎮的郊外、山野、溪邊。這裏或芳草青青，或溪水潺潺，或麥苗兒翠、菜花兒黃，或山花絢麗爛漫，郊外的空氣清新爽淨，負氧離子含量高，人自然是得益匪淺。

放風箏最好安排在風和日暖、天氣晴朗之時，以春、秋、冬三季最合適。每天可以放一次，每次1～2小時為宜。

需要注意的是，放風箏要選擇空曠之處，路面要平坦，沒有溝溝坎坎；並要注意觀察上空是否有電線，防止因風箏與電線接觸而發生事故；還要防止太陽光反射對眼睛造成傷害。

4 出門釣魚，放鬆精神

釣魚在古代是人類向大自然獵取食物的原始生產手段，以後才成為人們休閒娛樂的一種方式。

釣魚既是一種休閒方式，又是一項有益於身心的活動，備受人們青睞。垂釣的魅力何在？

垂釣，作為一種戶外活動，可以觀賞曠野的千姿百態，呼吸野草的陣陣芳香，接受陽光的照射，感受微風的吹拂，使身心處於極度放鬆的狀態。在緊張的工作勞動之餘，邀上一二釣友，利用休息日離開城市，或步行、或騎車來到郊外；選一處山清水秀，景色優美的江河湖畔垂釣，既可呼吸新鮮空氣，又能領略大自然的旖旎風光，頓時感覺心曠神怡。當魚兒欲上鉤又未必之時，全神貫注，注守魚鉤，凝神靜氣，嚴肅以持；一旦魚兒上鉤，那歡快輕鬆之情，不禁油然而生。特別是上大魚的時候，那種喜悅之情更是難以言表。

垂釣一旦成為人們的志趣，自然會在體質、性格、精神生活等方面起到積極的作用，疾病就會從身上消失，衰老也會延緩。如果將釣到的魚在中午小憩之時親手烹調，加上帶來的食品飲料，共嘗「野餐」風味，更是別具一番情趣。

如果人們能夠經常參加垂釣活動，還可以調養身心，達到防病祛病的目的。垂釣是全身性活動，腰、腿、手、

頸、腦等都能得到鍛鍊，運動量適中，活動時間又長，對腰腿活動最為有益；垂釣注意力高度集中，雙目靜視，雜念排除，有去煩躁、治積鬱，養心安神之功效。李時珍也認為垂釣有暢神怡情，祛除心脾燥熱之功效。

「湖邊一站病邪除，修身養性勝藥補」，這句話鮮明地總結了釣魚活動對防病治病、陶冶性情的積極作用。

當然，要享受釣魚的快樂，先得學會釣魚，還要有耐心，缺乏耐心的人正好借此陶冶心性，獲一舉數得之利。

垂釣是室外活動，特別要注意以下安全問題。

✲防止意外傷害

垂釣是水邊的運動，尤其要注意安全。最重要的是注意塘邊是否有高壓線，避免魚竿碰到高壓線上。在野外釣魚時，一定要選擇安全的釣位。

✲春秋兩季為佳

夏季炎熱，應在清晨及傍晚涼爽時下鈎，不宜長時間在烈日下垂釣，以免中暑；冬季晴天釣魚應在正午，要注意保暖，以免著涼引起其他疾病，特別是銀髮族更應注意。

✲垂釣時間不要過長

一般每次垂釣兩個小時比較適宜。釣魚前要有充足的睡眠，保持體力充沛。垂釣時要多活動，要坐、站結合，既不要久坐，也不要久站，因為坐久了影響雙腿的血液循環，站久了大腦易缺氧。總之，不要過分「忘情」於池畔。

5 登山雖好，還要多注意安全

登山是一種有氧運動，透過吸入的氧氣燃燒掉體內的脂肪和葡萄糖，從而達到提高心肺功能以及消耗多餘脂肪的目的。

除此之外，山上的環境異常優美，空氣非常清新，樹木鬱鬱蔥蔥，鳥語花香，令人賞心悅目，不僅能夠疏肝解鬱、活血通氣，還可以修身養性、陶冶情操，可以說是一種極好的養生方法。

登山對骨骼的刺激比較大，對促進鈣的吸收、延緩骨質疏鬆具有很大的幫助。

✽登山前的準備

（1）登山之前應該先體檢。如有嚴重高血壓、心臟病的老年女性不適合登山。特別是患有慢性病的老年女性，一定要做一次全面的身體檢查。

（2）選用登山鞋，內衣最好能夠選用保暖排汗功能好的，而外衣應該具有透氣、防風、防雨的功能。

（3）準備一些常備用藥。帶上跌打損傷藥，防止在登山過程中跌倒受傷；可以帶一盒清涼油，防止蚊蟲叮咬；心臟不好的老年人，應該帶上心臟急救藥，比如速效救心丸、硝酸甘油等；還可帶上一些人參切片，幫助消除登山途中的疲勞。

（4）登山之前，為了保護心臟以及提高人體抗缺氧能力，老年人可以適量服用維生素C、維生素E。

（5）登山前一天建議收聽天氣預報，選擇晴朗的天氣爬山。

（6）老年人在外出之前，應該把行程計劃告知家人和好友，登山最好能夠結伴而行。

（7）建議帶上手機，最好有備用電池，以便與外界保持聯繫。

✲登山時注意事項

（1）選擇比較熟悉的路線。老年人爬山主要是為了鍛鍊身體，而不是探險，所以，應該選擇熟悉並且道路比較順暢的路線。

（2）老年人可以帶上一根手杖，這樣既能夠節省體力，又可以保證安全。

（3）登山之前應該做一些準備活動，比如快步走，或者是原地踏步走等熱身活動，活動好腳腕是非常重要的。

（4）上山最好能夠以20分鐘／公里的速度，下山則最好以20～25分鐘／公里為宜。

（5）登山的時候，速度不宜太快，調整好呼吸節奏。要按照一定的呼吸頻率，逐漸加大強度，避免呼吸頻率在運動中發生突出的變化。控制每分鐘的脈搏次數，40～49歲每分鐘脈搏次數為115～140次；50～59歲為110～135次；60～69歲為105～125次。超過了就要停下

來休息，並放慢速度。

（6）登山時注意力一定要集中，時刻要留意腳下，並且注意腳下石頭是否活動，以免踏不實。

（7）姿勢要正確，應該挺直上體，身體稍微向前傾，腿稍彎曲，抬腿的時候用髖部帶動下肢，這樣不會感到費力，腳落地的時候應該全腳掌著地。

（8）每半小時可以休息5～10分鐘，另外還需適當補充水分，但是不要一次喝水太多。在每次休息的時候，可以適當按摩腰腿部的肌肉，防止肌肉疲勞。

（9）休息的時候，不要坐在潮濕的地上和風口處，進餐的地點則應該選擇背風處，可以先休息一會兒再進餐。即使出汗了，也不要脫衣摘帽，可以稍微鬆開衣領，另外還需準備一塊乾毛巾，擦乾汗水，以免受涼感冒。

（10）超負荷的運動對心臟會造成損害，所以，爬山也應該量力而行，千萬不要一上來就用全力爬，應該循序漸進。

（11）如果不小心失去平衡，可以張開兩臂，伸直兩腿（腳尖翹起），面向山坡，讓身體的重心儘量往上移。

（12）下山要比上山更容易發生事故，所以，下山的時候不要走得太快，否則會讓膝關節和腿部肌肉承受太大的壓力，而且會讓膝關節受傷，甚至是肌肉損傷。因此，身體應該向後傾，最好能夠手扶著護欄。

五、安神養心，笑口常開過春天

① 春天不生氣，養肝又養心

我們在受到強烈精神刺激造成心情不暢、精神抑鬱時，會嚴重影響到肝臟功能。而肝臟又是由調節氣機來輔助脾胃消化運輸飲食精微，肝氣鬱結就會造成人體氣機不利，不思飲食。

《黃帝內經》中有「思傷脾」的說法，簡單理解就是說一個人的精神狀態、心理活動與臟腑的功能存在很大的關係。

其實，不僅僅是思慮太過會影響食慾，就是不良的心理因素也會造成各種各樣的身體疾病和精神疾病。中醫上認為，月經不調、糖尿病、高血壓病、冠心病、心肌梗塞、胃及十二指腸潰瘍等疾病都與心理因素有關。因為人一旦出現了精神問題，就會導致人體的氣血出現失衡，非常容易誘發疾病。《丹溪心法·六鬱》曰：「氣血沖和，萬病不生，一有拂鬱，諸病生焉。」因此，一定要保持良好的情緒。

以下介紹幾種緩解不良情緒的方法。

✽第一，學會放鬆

在如今這個快節奏和競爭激烈的社會當中，人們的壓力越來越大，也非常容易引起緊張、焦慮等情緒，從而導致胃泌酸功能失調，造成食慾下降。因此，我們在平時就要注意進行自我放鬆，可以透過冥想、瑜伽放鬆功等方式來放鬆自己。還應該有規律地生活、學習、工作，休息時間也要儘量保持始終統一。也就是把握好「緊張——放鬆——更緊張——更放鬆——更更緊張——完全放鬆」的原則，讓自己的身體能夠從頭到腳進行放鬆。

當然，在進行漸進式放鬆法的時候，最好能夠尋找一個相對安靜、沒有騷擾的環境進行。

✽第二，吃飯時心情要愉快

保持心情愉快，才更容易增加食慾。如果處在生氣或者是大怒、哭泣等情況下，最好不要進餐，更不要勉強進餐，等到心情平復之後進餐，這樣才不會對身體造成傷害。

✽第三，保持幽默

幽默感對於不良情緒具有強烈的抵制作用，因此，在平常生活中，我們應該多注意培養自己的幽默感。可以多看看幽默的笑話，多聽聽幽默的段子，多講一些幽默的話，讓原本過分認真的自己放鬆下來。只有這樣，我們才

會活得輕鬆、自在。

② 情緒不好，要學會自我調節

　　《黃帝內經‧素問‧舉痛論》中記載：「余知百病生於氣也。怒則氣上，喜則氣緩，悲則氣消，恐則氣下，寒則氣收，炅則氣泄，驚則氣亂，勞則氣耗，思則氣結。」傳統中醫講：「怒傷肝，恐傷腎，憂傷肺，思傷脾，喜傷心。」養生專家則說：「怨傷脾，恨傷心，惱傷肺，怒傷肝，煩傷腎。」

　　由此可見，不良的情緒會污染人的氣和血。

　　從中醫經絡學上來看，人體內的氣血就好像是大自然當中的河流，「流水不腐」的道理相信大家都知道，人體氣血的河流也同樣是需要「流動」，簡言之就是經絡必須保持通暢。

　　當氣血像河水一樣運行有序，沒有受到阻滯而流速非常平穩的時候，才可以讓血液保持健康的狀態。如果水流遭遇了擁堵，那麼我們必須要去疏通河道，同樣的道理，如果血流、氣流阻滯，那麼也必須清瘀，以便使氣血更加流暢。

　　中醫將人體免疫力，也就是人體的抗病能力稱為「正氣」。「正氣」不僅可以防禦「外邪」的侵犯，而且還能夠與侵入人體的病邪進行激烈的鬥爭。「正氣」的防禦作用減弱，「外邪」就很容易侵入人體，最終致病，正如中

醫上所說的「正氣存內，邪不可干」「邪之所湊，其氣必虛」。

　　想要增強免疫力，一方面需要增強體質，也就是我們平時經常進行體育鍛鍊，比如氣功、太極拳、跑步、登山等運動，從而讓我們的體質更加健康，精力更加旺盛，從而增強身體的抵抗能力；另外一方面，保持一個積極而樂觀的情緒。俗話說「氣生百病」，不良情緒是致病的根源，我們需要在日常生活中保持心情的平靜，排除煩惱，過度高興或者悲傷、驚恐等不良情緒都會對人體的臟腑造成損傷。

3 從抑鬱中解脫，讓快樂常相隨

　　抑鬱症分很多種類型。不管是什麼類型的抑鬱症，根本上還是因為神魂紊亂或渙散導致的。

　　《黃帝內經》說：「心藏神，肝藏魂。」而這裏的「神」就是指人的心腦思維，意識；「魂」則是指情感活動。

　　《針灸大成》中也說：「太衝，主心煩悶，驚悸健忘，忘前失後，心神恍惚。」「太衝」是肝經的輸（土）穴，肝經五行屬木，木沒有土就無法生根。太衝穴一方面可以讓肝木有根可依，又善於疏散三焦氣機，使胸中開闊。如此一來，肝經暢通，肝魂回歸肝的懷抱，人的精神自然也會愉悅、開朗起來。

所以，抑鬱的時候，請一定要記住每天堅持按揉內關穴和太衝穴。

4 控制壞心情，遠離情緒「流感」

俗話說「一笑解百憂」，笑的功效不可小覷。可是很少有人知道，笑是養肺良方。

我們都明白人逢喜事精神爽，一個人如果遇到非常高興的事情，臉上都是呈現著笑容的，別人可以從他的精神狀態和臉色上看出來。這些都與肺有密切的關係，肺是主管皮毛的，肺功能很強，肺氣自然強盛，皮膚也就細膩有光澤。

從陰陽五行的角度來講，金可生水，假如肺氣非常的充足，就可以更好地對腎進行滋養，腎氣為人體本源之氣，腎氣充足，人體就健康。

在《紅樓夢》中描述林黛玉的容貌有這樣一句「兩彎似蹙非蹙籠煙眉」，看似非常有詩意，但仔細地琢磨一下，這是一種臉色不好的狀態，一個還未成年的少女，兩眉之間就已經有了隱約可見的細紋，怎能說她身體健康呢？還有一個情節，賈寶玉看到薛寶釵的潔白手臂時看得非常入神，引起了林黛玉的無限妒忌，從這就可以知道，林黛玉的皮膚不是很好。

這也難怪，一個整日唉聲嘆氣的人，咳嗽不斷，肺又有不少的毛病，皮膚怎麼可能很好呢？

　　中醫講，肺在志為憂悲。它的意思是說，在五種情緒當中，憂愁會對肺造成損傷，如果肺氣非常的虛弱，人就比較容易憤怒、絕望、悲觀、憂慮；如果一個人不及時將自己的心態進行調整，總是滿臉憂愁、唉聲嘆氣的話，就會對肺氣造成損傷，影響到肺的功能。

　　對於這樣的問題，最主要的治療方法是讓心裏變得愉快，也就是中醫所講到的喜可克憂。心和肺都位於上焦，但確是一對「冤家」，是互相牽制的。

　　心屬火，肺屬金，火剋金，如果心火上亢的話，就會不利於肺。而「喜傷心」，高興可以抑制心火，不能讓心火過於旺盛，使心氣處在一個非常舒緩的狀態，這樣就不會對心火造成影響。而且，「喜則氣緩」，笑可以將因悲傷鬱結在體內的肺氣宣發出來，凝結的氣得以正常的宣發，問題也就隨之解決了。

　　經常發笑有助於胸部的擴張，增加肺活量，可以更多地排除體內的廢氣，讓血液可以正常流通，這樣體內的供氧器官就可以提供更多的氧氣。所以建議老年人可以定期選擇有山有水的地方郊遊，在那裏放聲大笑，幫助肺腑吸入更多的氧氣，排出二氧化碳、廢氣，這是一個調和心肺和其他氣血器官的最好辦法。家住市區的朋友不妨多去郊外走一走，欣賞一下綠色的植被，不僅對肝有好處，也是改善心肺功能、養護肺臟的好方法。

　　我們只知道一旦生病，心情會變糟，所以對患者，大家應該儘量採用寬容的態度。卻不知道，情緒不好，身體可能也會得病。與其真等到自己生病了再去控制，不如在

沒病時候多一點寬容，多一點樂趣，用和藹的態度對待別人，對待自己，像寬容別人身上的疾病那樣，合理對待別人的情緒。

5 消解壓力，讓自己有一個踏實的睡眠

睡眠健康與否還與個人的心態有著密切的關係，心態能夠起到一定的調節作用，讓我們更好地進入睡眠狀態。

很多時候睡前的情緒波動讓我們很難入睡。比如悲傷、抑鬱、焦慮、不安，都會讓人整夜難眠。

睡前的心境是否平和對我們的睡眠意義重大。大喜，會讓人興奮得難以入睡，可能就一個「喜」字，讓你對未來充滿希望，嚮往著未來的樣子，想像著以後的生活，越想越興奮，越想越激動，大腦處於一種興奮狀態，促進睡眠的激素分泌的量就會減少，人也會越來越亢奮，更加難以入睡。

再說大悲，如果悲傷能解決問題，我們也值得悲傷一夜。可是悲傷什麼也解決不了。在悲傷時，有可能會想這種事怎麼可能發生在自己身上，為什麼上天會如此不公平，怎麼能夠把事情做得更加完美……想來想去，可能就會鑽牛角尖，輾轉反側，難以入睡。

這種煩悶、愁苦、思緒不斷的狀態也可能會讓人失眠，甚至是一夜無眠。

　　「氣得睡不著覺」這句話大家也一定熟悉，怎麼會氣得睡不著呢？當我們大發脾氣之後，會感到渾身一股燥熱，整個人處於一種亢奮的狀態，大腦的思緒很亂，頭腦不清醒，而且還不停地胡思亂想。此時躺在床上，還會想著讓自己生氣的事，有時會越想越氣，越生氣心跳就會越加速，呼吸也會跟著急促起來，思緒也就會越亂，更加難以入睡。

　　所以，我們日常生活中在進入睡眠之前，一定要把調整好自己的心情，讓自己的心平靜下來，才能更加迅速入眠，睡得踏實。

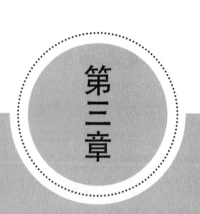

第三章

夏季生機旺盛，
注意抓緊養生的命脈

一、夏季養生先養心，心好才能壽長

① 心是君主，夏季要好好供奉

在《素問・靈蘭祕典論》中把人體的很多臟器都命名為官。比如肝是將軍之官，肺是宰相之官，脾是諫議之官等，而心則是君主之官。如此來看，心，就是五臟六腑的「頭領」，因此，張景岳才會說：「心為一身之君主……臟腑百骸，惟所是命，聰明智慧，莫不由之。」

心的「統領」作用集中體現在其對於血液的循環和控制。《素問・五臟生成論》說：「諸血者，皆屬於心。」《素問・脈要精微論》說：「脈者，血之腑也。」脈，指的是血液運行的通道，而血脈又與心相連，因此血在脈中的運行情況完全要靠心氣來推動。

《素問・平人氣象論》說：「心藏血脈之氣。」這裏說的「氣」就是推動血液循環的動力。因此，心氣的虛實和病變，會影響到氣血的運行。假如心氣旺盛，心血就會變得充盈，血脈的運行就會通暢，人體的脈象和緩有力，節律均勻正常；如果是心氣虛，那麼就會血脈運行不暢，

推動無力，我們就會出現心律不整、胸悶、心悸等。所以，我們中醫大夫診脈首先就要診斷心脈有沒有問題。

現代醫學也認為心臟是血液循環的動力器官，在我們整個生命活動當中，心臟不斷跳動，不斷地把靜脈流入到心臟的血液以一定的壓力推入到動脈中，從而讓血液得以循環。

心臟的功能狀態我們可以從臉色、指甲等部位觀察出來。中醫認為，「心主血脈，其華在面，開竅於舌」。一個人如果心氣足、心血旺，那麼面色就會紅潤有光澤。我們看心臟病患者就會發現，通常是面色蒼白，指甲和嘴唇都呈青紫色，這就是心氣不足，心血瘀阻導致的。

心同時主神志，所以心血不足就會出現心煩、失眠、多夢、健忘、心神不寧等症狀，而冠心病、心絞痛等疾病也是因為心氣虛，邪氣趁機而入導致的。因此，不管是從精神方面還是身體方面考慮，都要重視養心。

中醫認為，夏季是養心的最好季節。因為在五臟當中，心屬於火，對應著夏季。夏季養心除了順應中醫養生理念之外，還有非常明顯的實際意義。

夏天本來氣溫就很高，容易造成精神緊張，情緒波動，導致身體免疫功能下降，新陳代謝加快，造成供血不足，心脈起伏不定。

另外，五味當中，心對應的是苦味。苦味的食物具有清熱解毒和消炎瀉火的功能，非常適合在夏天食用。比如苦瓜、苦菜、靈芝、茶葉等。從顏色上來說，心和紅色相對應。紅色食物具有補血生血、清除血管內瘀血的作用，

比如番茄、山楂、枸杞子等。

在夏季，我們的心情難免會浮躁不安，《素問·四氣調神大論》中說：「使志無怒，使華英成秀，使氣得泄，若所愛在外，此夏氣之應，養長之道也。」所以，在夏季我們要學會靜心。靜心的方法有很多，比如瑜伽、氣功、健身操等，還可以在室內噴灑一些植物的精油，用來緩解緊張的情緒。

按摩也是有效的養心方法。具體做法是：一手掌或兩手掌重疊，在心區左前胸第5肋間隙上下的心前區部位，手掌著力，做緩慢而有節奏的環形摩動，先按順時針方向，再按逆時針方向，各按摩30次。

按摩心區會直接作用於心臟，增強心臟功能，讓血脈充盈、血流暢通，對心血管系統疾病有良好的防治作用。

2 夏季三大養心穴：太谿穴、湧泉穴和失眠穴

現在人們對於失眠的問題早已經見怪不怪了，幾乎每一個人都有過失眠的經歷，甚至很多人都已經習以為常了。其實，偶爾的一次失眠是沒有什麼問題的，但是如果長期失眠，那就必須加以重視，否則會對身體造成非常大的傷害，還會影響到工作和生活。

失眠的原因是多種多樣的，但是在中醫上來說，失眠的根本原因就是心神不寧、心腎不交。《黃帝內經》說：

「心藏神。」《景岳全書・不寐》中則說：「蓋寐本乎明，神其主也，神安則寐，神不安則不寐。」這些話都是說心神安定，才能夠正常睡眠，不然就難以入睡。

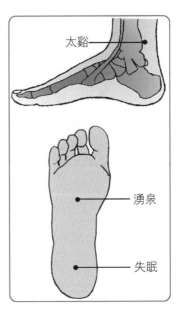

太谿

湧泉

失眠

說起治療失眠的辦法，相信很多人都曾經試過數綿羊，一隻羊、二隻羊、三隻羊……當你數到幾百隻、上千隻羊的時候，就可能睡著了，原因就在於數羊的時候，我們就不會胡思亂想，心中沒有了雜念，心神安定了，自然也就能夠睡著了。

有的人也許已經數了上萬隻羊，卻依舊無法入睡，只能眼巴巴地等到天亮。如果是這種情況，也不要著急，可以嘗試「三合一」穴位按摩法，這種方法與其他方法相比，更加簡單，而且效果顯著。因為經絡穴位在我們身體的內部，按摩可補可瀉，特別是對於綜合原因引起的失眠來說，具有非常好的調節作用。

具體的做法如下。

入睡之前先洗一個熱水澡，換上寬鬆舒適的睡衣，再用熱水泡腳20分鐘，水要沒過腳踝，可以在身邊放一瓶熱水，時時加溫。

在泡腳的同時，用食指關節部位在湧泉穴上按揉三四

分鐘，湧泉穴位於腳趾向下彎曲時，腳心凹陷處；再使用同樣的方法按揉太谿穴，太谿穴位置在腳內踝尖與腳後跟中間凹陷的地方；最後按摩失眠穴，失眠穴位於腳後跟，可以把腳內、外踝畫一條線，之後在腳底中間畫一條線，兩條線交叉的地方就是失眠穴。

湧泉穴是腎經的起始穴位，而太谿穴則是腎經的原穴，按摩它們，就可以補充腎氣，推動腎水上行，從而與心火相交，形成一種水升火降的局面。一旦我們的氣血好了，心火降下來了，失眠的情況必然會得到緩解。

失眠穴屬於經外穴，正是因為歷代的醫學家在臨床使用過程中發現它治療失眠有奇效，因此才稱此穴位為「失眠穴」。這個穴由於位於人體的腳後跟，皮膚非常厚，所以必須使勁按摩，如果覺得自己的手勁不夠，建議藉助一些工具，那樣按摩起來會效果更好。

按摩的時間大概在30分鐘左右，還可以放一些自己喜愛的音樂，邊聽邊按摩。總之，千萬不要嫌麻煩，敷衍了事，這樣不僅浪費了時間，也收不到效果。假如你是手腳冰涼的人，那麼在按摩之後，可以擦乾腳，穿上透氣的襪子，躺到溫暖的被窩裏，沒多久就會安然入睡。

這種按摩方法對於改善現如今最常見的因心腎不交引起的失眠有奇效。日常生活中飲食和起居習慣不規律的人們，很容易腎氣虛弱，不能上達於心，再加上過度的慾望和生活壓力又很容易讓我們心火上浮。火在上，水在下，難以相接，結果導致體內氣機紊亂，難以入睡。

如果是因為心神不寧、過多思慮造成的心神渙散、睡

不著覺，或者是睡覺不安穩、頻繁做夢，就必須從神門穴和內關穴入手進行治療。

神門穴是心經的原穴，即神門是心神的門戶，你一旦把住了心門，心神自然不會渙散。而內關穴則是心包經的絡穴，更是治療失眠的主穴。

我們可以同時按揉這兩個穴位，伸直左臂，打開左手，以手腕兩條橫紋為基點，在手腕橫紋線的右側，小魚際（小手指下面的肌肉）下側手腕關節的凹陷處就是神門穴；內關穴則是位於橫紋的中心向手臂三指寬的地方。每天晚上躺在床上，用右手大拇指在這兩個穴位各按摩三四分鐘，堅持半個月的時間，失眠的問題可以得到改善。

總而言之，失眠的原因是多種多樣的，需要我們辨證施治，和服用一些藥物相比，穴位按摩是值得推崇的好辦法。

③ 心臟有問題，多溫暖心俞穴、膻中穴

很多人都知道，對於心臟不好的人而言，冬天就是一道坎兒。因為心臟病容易在冬季發病，而且發病之後冬季治療的效果不好，很容易有生命危險。

秋分之後，我們每天中午可以用電暖寶溫暖心俞穴和膻中穴各15～20分鐘，一直堅持到第二年春分停止。這一方法能夠有效降低心臟病的發病概率，幫助心臟不好的朋友們安然度過冬季。

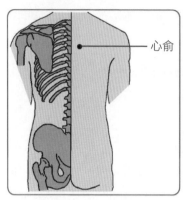
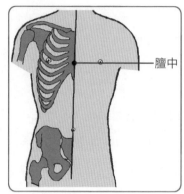

心俞

膻中

　　如果在使用電暖寶的時候，感覺到心臟更加不舒服，一定要立即停止。反之，如果你感覺不使用電暖寶心臟不舒服，那麼就可以繼續使用，總而言之，溫穴位的時間以自我感覺身體舒適為度，還要注意防燙傷。

　　心俞穴在背部第5胸椎棘突下，旁開1.5寸，具有通心絡、調氣血、寧心神的作用。膻中穴在胸部的第4肋間，兩乳頭連線的中點，此穴有理氣活血、寬胸利膈的作用。

　　心臟有問題的朋友，冬季還必須要注意一些生活細節問題。比如鍛鍊的時間不要太早，最好能夠等到太陽出來以後，9：～10：00是比較合適的，因為凌晨到早晨是發病率最高的時間段，儘量要避開；另外不要用冷水洗臉，以免冷水刺激誘發心絞痛；洗衣服、洗菜做飯的時候，也不要長時間把手泡在冷水裏，最好能夠使用溫水。

　　總而言之，心臟問題我們千萬不能忽視，不管是從日常生活的細節上，還是飲食、運動方面，都要重視心臟的養護。

4 按壓神門穴，一劑最好的安心方

　　一些年輕的朋友，特別是工作壓力大的人，他們總是說自己睡得不踏實。要麼剛剛睡一會兒就醒了，之後有很長一段時間睡不著；要麼就是到了半夜無法入睡，剛剛睡著可能就被各種可怕的夢驚醒了；要麼就是一整夜都處於半睡半醒、迷迷糊糊的狀態。

　　以上所有的症狀就是失眠，中醫稱之為「不寐」。通常而言，年輕人出現這個症狀主要是心失所養，心神不寧引起的。

　　在中醫裏，心臟不是解剖意義上的一個單獨的器官，它是統攝五臟六腑、主宰一身神明的「君王」。《黃帝內經》中說：「心者，君主之官也，神明出焉。」心藏神明，如果神明藏不住，那麼就會出現半睡半醒、大腦昏沉、思慮不清、神思恍惚的狀態，也就是我們經常所說的心氣不足、心失所養。

　　一旦心神不寧，就會引起失眠。如果長期失眠，自然就會出現記憶力衰退、健忘等情況。

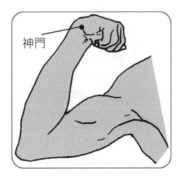

神門

　　如果是為了改善失眠而吃了很多藥，但是卻又沒有什麼明顯效果的話，建議患者經常

按摩手少陰心經上的神門穴。

神門穴位於腕部，腕掌側橫紋尺側端，尺側腕屈肌腱的橈側凹陷處。這一穴位與心經內的經脈相通，只要我們充分刺激它，就可以扶正祛邪，寧心安神，治療心失所養、心神不寧引起的失眠健忘，就能夠收到補益心氣、養心安神的效益。

5 按摩心包經，保護心臟功能

洗漱完畢之後，距離睡眠還有一段時間，可以做做簡單的活動，按揉按揉心包經，使血液流速加快，氣血更加暢通，然後在最短的時間內進入睡眠狀態。那些令人情緒激動的電視節目或者娛樂活動，應該敬而遠之。

心包經在兩手臂裏側，從胸中開始，一直向上走，之後出現一個分支，達到距離腋下三寸的地方，持續向上，繞過肩膀，沿著手臂的裏側向下，通過掌心，達到中指指端，而此穴就在手臂裏側的中線上。

在按揉心包經時，可以從上向下進行捏揉，大致順序

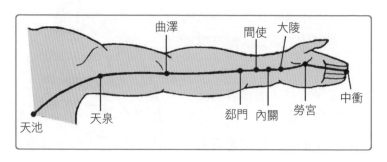

為，上臂、前臂、手腕、手掌、中指指端。可以用大拇指
來揉，也可以用魚際部位來揉，推薦中老年人用魚際部位
來按揉，因為此部位的力度大一些，在揉的過程中，感覺
會比較輕鬆、柔和。

心臟功能較弱的人最好能在睡覺之前按摩心包經，可
以對心臟起到很好的保健作用。在整個按揉期間，力度要
掌握好，動作要柔緩，若是在揉捏到某一點時，出現了疼
痛的感覺，就要小心了，這就是「阿是穴」。

阿是穴不是一個固定的穴位，又被稱為壓痛點、天應
穴、不定穴等。中醫認為「通者不痛，痛者不通」，按壓處
產生了不同於他處的疼痛感，說明此處出現了阻塞，所
以，在出現這一狀況時，一定要對疼痛處多加按摩，這樣
便可將此處疏通。

在心臟保健方面，極泉穴不屬於手厥陰心包經，而是
位於手少陰心經上，也可以對心臟病起到很好的防治作
用。它位於腋窩頂點，腋動脈搏動處，對其進行按摩，可
以預防冠心病、肺心病，還可以改善由頸椎病導致的上肢
麻木症狀。在心絞痛發作時，對此穴進行按摩，可以緩解
症狀。

在按摩時，可用一定的力度點按穴位，直到產生微微
酸脹感，然後向兩側撥動，手指的力度不變。通常，在按
摩後會有一種麻木感沿著手臂向下傳遞到手指。

此外，還有一個更方便按摩的穴位，即中衝穴。此穴
位於中指指端的正中，在按摩時採用拇指指尖掐按的方
式，隨時隨地都能進行。

二、夏季進補，講究「清」和「苦」

① 鹼性食物，夏季均衡膳食必選

夏季炎熱，人體出汗多，水分和礦物質流失大，同時人體活動增加，對能量的需求也增多。因此，應注意膳食營養攝入的均衡性。人體正常狀態下，機體的pH應維持在7.3～7.4，略呈鹼性。夏天人體新陳代謝旺盛，體內產生的酸性廢物較多，容易形成酸性體質，容易引發疾病。所以，此時特別需要注意多進食鹼性食物，以保證人體正常的弱鹼性。

對於酸鹼性食物的區分，大家可能都存在錯誤觀念，以為靠舌頭品嘗、以味覺來判定是酸味或澀味；或取石蕊試紙，按理化特性，看其顏色的改變，變藍為鹼性，變紅為酸性；或以平日飲食之經驗來區分，以為檸檬、醋、橘子、蘋果等食物口味偏酸，因此屬於酸性食物。其實食物的酸鹼性，取決於食物中所含礦物質的種類及含量。

鹼性食物包括新鮮蔬菜、水果及鮮榨果汁，它們可以為人體供給各種營養素，值得夏季多多進食。而各色汽

水、酒類、牛奶和奶製品，含糖分的甜品、點心及肥肉、紅肉等，大多屬於酸性食品，不宜過多食用。

　　總之，夏季氣溫高，人體汗液分泌旺盛，水分流失比較大，因此必須及時補充水分。

2 粗糧，身心的「守護神」

　　隨著時代的進步、科技的發展，食品加工工藝也越來越高，米麵的加工也就越來越精細，色澤也稱得上是精美。口感細膩的食物固然稱得上是美味，尤其是超市中那些經過精緻包裝的食品，更是吸引了眾多人的眼球。殊不知，正是這些經過精細加工的食物奪走了本該屬於我們的營養物質，讓我們的胃腸變得越來越嬌嫩。

　　很多女性朋友在挑選食物的時候，總是喜歡選擇那些看上去精緻、口感細膩、做工精美的，而對於顏色比較暗淡的粗糧製品卻表現得不屑一顧。其實，這樣做對自己的胃腸是很不負責任的，不能一味地追求口感，最重要的是食物的營養價值和保健功效。

　　精細的食物不需要胃腸太多的動力就能夠消化、吸收，久而久之，我們的胃腸就會出現陽氣不足的現象，功能也會衰退。

　　胃腸蠕動緩慢，會導致食物在腸道中的停留時間過久，進而出現燥熱內結的現象，形成便秘。所以，食物越精細，腸道就越容易出現問題。

在《黃帝內經・素問・臟氣法時論》中有這樣的記載：「五穀為養，五果為助，五畜為益，五菜為充。」也就是說人將五穀當作主食，將五果作為輔助，五畜和五菜作為補充。

而在《黃帝內經・靈樞・五味》中還有這樣的說法：「五穀：糠米甘，麻酸，大豆鹹，麥苦，黃黍辛。」也就是說，在五穀之中，糠米味甘，麻味酸，大豆味鹹，麥味苦，黃黍味辛。

由此可見，人吃了五穀才能達到五味調和，才能對身體有利。這裏所指的五穀就是我們平時所說的小米、高粱、水稻和豆類，大米和小麥是人們經常食用的穀物，小米、高粱和豆類屬於粗糧一類。我們經常吃一些粗糧才能夠保證五味俱全，胃腸才會更健康。

既然粗糧對我們的胃腸有這麼多的好處，是不是應該將精細的穀物拋到一邊，只吃粗糧呢？其實，粗糧雖然好，但是在吃的時候也要注意以下幾個問題。

❈ 注意粗細搭配

多數粗糧雖然營養豐富，但是不容易消化，吃得太多容易造成胃腸負擔。所以粗、細糧要搭配著吃，這樣既能夠促進胃腸的蠕動，還能保證營養物質攝入的全面。搭配的時候，細糧的比例要稍大一些。

❈ 粗糧細吃

對於胃腸功能不好的女性朋友來說，吃粗糧對胃腸的

負擔是很大的。所以，在加工製作的過程中一定要注意，最好將粗糧熬成粥，或磨成粉做成糕點，這樣更容易消化。

✿ 粗糧的選擇

粗糧的種類有很多，選擇的時候可以根據自身的需要來決定。玉米性平味甘，能夠補中開胃、寧心安神、清濕熱、利肝膽，對於女性調理胃腸是非常有好處的，同時還能夠延緩衰老。如果是鮮嫩的玉米，可以直接煮熟食用；如果是老一些的玉米，可以磨成粉末狀，熬粥或做成各種玉米糕點。經常食用玉米，能夠很好地防止便秘現象的發生。

燕麥性平味甘，具有益脾養心的功效，而且營養價值非常豐富，經常食用燕麥片或燕麥麵包有減肥塑身的功效。

黃豆性平味甘、有健脾利水、養血補虛的功效。將黃豆磨成豆漿或同其他豆類熬粥，都是很好的食用方法。

高粱性溫味甘、澀，具有溫中利氣、止瀉的功效，可以磨成粉做成各種食品，如麵捲、煎餅、蒸糕、年糕等，也可直接熬成高粱粥。

經常食用粗糧，對於女性的健康來說是必不可少的，能起到調理胃腸、補益身體的作用。如果不想自己在家中烹調，也可以到超市買一些粗糧麵包作為早餐，或是粗糧乾糧，沖上一杯燕麥粥，也是很不錯的選擇。

3 「夏日吃西瓜，藥物不用抓」

西瓜又叫水瓜、寒瓜、夏瓜，堪稱「瓜中之王」，因是漢代時從西域引入的，故稱「西瓜」。它味道甘甜、多汁、清爽解渴，是一種營養豐富、食用安全的食物。西瓜能解渴生津，解暑熱去煩躁。

我國民間諺語云：夏日吃西瓜，藥物不用抓。說明暑夏最適宜吃西瓜，不但可解暑熱、發汗多，還可以補充水分。

西瓜還有「天生白虎湯」之稱，這個稱號是怎麼來的呢？白虎湯是醫聖張仲景創製的主治陽明熱盛或溫病熱在氣分的名方。該病以壯熱面赤、煩渴引飲、汗出惡熱、脈象洪大為特徵，一味西瓜能治如此複雜之疾病，可見其功效不凡。

《本草綱目》中記載：「西瓜性寒味甘；清熱解暑、除煩止渴、利小便。」

西瓜含有的瓜氨酸具有很強的利尿作用，是治療腎臟

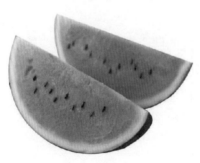

病的靈丹妙藥，對因心臟病、高血壓以及妊娠造成的水腫也很有效；吃西瓜後尿量會明顯增加，由此可以減少膽色素的含量，並可使大便通暢，對治療

黃疸有一定作用。

　　新鮮的西瓜汁和鮮嫩的瓜皮還可增加皮膚彈性，減少皺紋，增添光澤。因此，西瓜不但有很好的食用價值，還有很經濟實用的美容價值。

　　西瓜除了果肉，其皮和種子中也含有有效成分。比如，治療腎臟病可以用皮來煮水飲用，而膀胱炎和高血壓病患者則可以煎煮種子飲用。

　　但是，西瓜性寒，脾胃虛寒及便溏腹瀉者忌食；含糖分也較高，糖尿病患者當少食。

　　西瓜中含有大量的水分，在急性熱病發熱、口渴汗多、煩躁時，吃上一塊又甜又沙、水分充足的西瓜，很快就覺得舒服些。

西瓜粳米大棗粥

　　【原料】西瓜皮50克，淡竹葉15克，粳米100克，大棗20克，白糖25克。

　　【做法】

　　①將淡竹葉洗淨，放入鍋中，加水適量煎煮20分鐘，去竹葉；

　　②把淘洗乾淨的粳米、切成碎塊的西瓜皮及大棗同置鍋中，煮成稀粥後加入白糖即可食用。

　　【功效】清熱解暑、除煩止渴。

④ 夏季吃薑，非常有益健康

夏天多吃薑可以養生，主要是因為生薑當中的薑辣素會刺激胃腸的黏膜，可以幫助人體更好地消化、吸收食物中的營養，而且還能夠對心臟和血管有一定的刺激作用，讓心跳加速，促進血液的循環，加速毛孔的排汗，所以對於夏季防暑是有一定好處的。但是，「夏吃薑」的養生方法也要因人而異。

中醫認為，人的體質是有寒熱之分的。熱盛的人經常感到身體有各種熱的表現，這類人不宜吃薑，而應該多吃寒涼的食物。而寒氣盛的人經常會感覺怕冷，在晚上入睡之前喝一碗薑湯，就可以起到很好的驅寒效果，暖身安眠，平時也適宜多吃一些溫熱的食物。

其實，我們每個人的體質到底是寒性還是熱性，也不是絕對的，我們還要經常根據自己的身體表現來調節飲食。

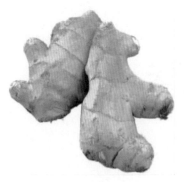

對於平和體質的人而言，適宜在白天陽氣旺盛的時候要多進行活動，溫補性質的食物吃下去可以幫助陽氣生發，可以攝入適當的陽性（溫性）食物，例如生薑等。

等到了晚上陰氣逐漸旺

盛，陽氣收斂起來，在這個時候，如果我們攝入了過多的溫熱食物或者是補品，則會影響睡眠以及身體的新陳代謝，非常不利於機體的恢復。

生活中有很多人在食用生薑的時候，總是習慣將薑皮去掉。其實，連同薑皮一起吃反而更有利於預防上火問題。

中醫認為，生薑味辛性溫，具有發汗解表、止嘔解毒的功效。而生薑皮味辛性涼，具有利水消腫的功效。

所以，當我們用生薑來治療疾病的時候，到底是否需要去掉生薑皮，還要根據具體情況來定。

比如風寒感冒或者脾胃虛寒引起的嘔吐、胃痛等，喝生薑紅糖水是可以起到緩解作用的。而此時最好把生薑皮去掉，因為生薑皮有礙於生薑充分發揮其辛溫解表的作用。如果是治療一些熱性疾病或水腫，比如便秘、口臭等，最好單獨吃生薑皮，而不要用整個生薑。

⑤ 保肝補血，就找三七花

三七花也叫田七花，為三七全株裏面三七皂苷含量最多的部分，性涼，三七最擅長的是活血、止血，有清熱、平肝、降壓之功，適用於頭暈、目眩、耳鳴、高血壓、急性咽喉炎等症，還可清熱消炎，治療口腔炎、咽喉疼痛、心肝火旺等症。

多數男性都飲酒，雖然他們也知道喝酒會傷肝，但卻

難以控制自己的嗜好。不過，有調查發現，經常食用三七的飲酒者患肝病的概率會大大降低。

三七與人參花口味相似，但三七的功效比人參花高很多，由於兩花外形相似，因此市場上常常用人參花冒充三七。兩花最大的不同點就是：人參花性溫，三七花性涼。人參花主要功效為強心補腎，三七花主要用於清熱、平肝、降壓。

平時喝些三七花茶能夠幫助人體減輕壓力，預防心血管疾病，還可促進睡眠。常飲三七花茶還能夠治療高血脂症、心血管疾病。

對於中老年男性朋友來說，經常飲用三七花茶不但能夠降血壓、降血脂、防失眠，還可抗癌、抗衰。此外，三七花茶還可治療肝風上揚引發的心臟不適，如胸悶、心律不整、心臟刺痛、期前收縮等症。

三七花本身幾乎沒有毒副作用，可放心服用。但是三七花適合單味服用，不宜與其他花茶同用。虛寒體質的男性朋友忌食三七花，因為三七花屬涼性。

下面就來為男性朋友們推薦幾種保肝補血的藥膳。

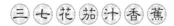

三七花茄汁香蕉

【原料】香蕉500克，乾三七花末5克，番茄汁150克，全蛋澱粉、白糖、油、鹽、蘇打粉、濕澱粉各適量。

【做法】將香蕉去皮後切成滾刀塊，均勻地塗抹好全蛋澱粉、蘇打粉、鹽；乾三七花末泡軟；將鍋置於火上，倒入適量油，油溫燒至六成熱時，放入粘裏好的香蕉塊，

炸至外皮酥脆、呈金黃色時撈出，濾掉餘油；鍋中留底油，放入番茄汁、白糖、三七花末翻炒，等到白糖熔化後，用濕澱粉勾芡，最後放入炸好的香蕉塊，翻炒均勻即可。

【功效】清熱平肝，消炎降壓，潤肺止咳，開胃滑腸。

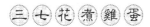
三七花煮雞蛋

【原料】三七花10克，雞蛋2個。

【做法】將清洗乾淨的三七花和雞蛋一起放入鍋中熬煮至熟，撈出，敲碎蛋殼，繼續放到鍋中煮半小時左右即可。

【功效】平肝涼血，鎮定安神。

6 鱸魚，肝腎同治之佳品

肝腎之間是木與水的關係，腎水能夠涵養肝木，水充，木才可榮；水虧，木就會槁。木之生機的根本就在腎水上，滋補腎水能夠涵養肝木，因此臨床上通常將肝腎同治。

肝之經脈繞陰器，和腎主生殖間關係密切。慢性肝炎患者通常伴隨著腰膝酸軟、關節疼痛、頭暈耳鳴、雙目乾澀、臥寐不安、陽痿遺精等症，均與肝腎虧損有關。

想要保持肝性正常，必須柔養肝體，柔肝之法和滋補腎陰的方法密不可分，這也體現出肝腎與陰血方面密切的

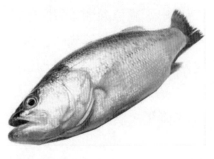

生理、病理關係。鱸魚就是非常不錯的肝腎同補之品。

鱸魚中富含蛋白質、維生素A、B群維生素、鈣、鎂、鋅、硒等營養物質，有補肝腎、益脾胃、止咳化痰之功，非常適合肝腎不足的患者食用。

鱸魚也叫花鱸、魯魚、鱸板、花寨、鱸子、盧魚等。鱸魚主要分布在大西洋西部，中國黃海、渤海較多，是常見的經濟魚類。每年的10～11月份是盛漁期。

鱸魚肉質細嫩，味道清香，營養價值非常高。此外，鱸魚中富含銅元素。銅可維持神經系統功能正常，同時參與各種物質功能發揮。所以，銅元素缺乏的朋友也可吃鱸魚來補充。

《本草經疏》中有這樣的敘述：「鱸魚，味甘淡氣平與脾胃相宜。腎主骨，肝主筋，滋味屬陰，總歸於臟，益二臟之陰氣，故能益筋骨。脾胃有病，則五臟無所滋養，而積漸流於虛弱，脾弱則水氣氾濫，益脾胃則諸證自除矣。」

而《本草綱目》中也說鱸魚可「益脾胃、補肝腎」，由此更加肯定了鱸魚肝腎同補之功。

下面介紹幾種鱸魚肝腎同補的膳食食譜。

蒸鱸魚

【原料】海鱸魚 1 條，蔥、薑、紅花椒、蒸魚豉油、花雕酒、乾香菇、金華火腿、白砂糖、鹽各適量。

【做法】將海鱸魚去鱗和內臟後清洗乾淨，兩側分別劃四五刀，控乾水分；乾香菇放到沸水鍋中泡發；薑清洗乾淨後切成絲；蔥清洗乾淨後一半打成蔥結，塞到海鱸魚腹中、口中，另一半切成末；金華火腿切成片，塞到海鱸魚兩側開縫中；取適量花雕酒、香菇水、鹽、白砂糖、蒸魚豉油、蔥末、紅花椒放入碗中，調成蒸魚醬汁；將處理好的海鱸魚放到盤子裏面，香菇放到海鱸魚上面，蒸魚汁撒到香菇上；將鍋置於火上，倒入適量清水，水沸後，放入海鱸魚蒸 7～10 分鐘即可。

【功效】補腎益肝。

燉鱸魚

【原料】鱸魚 1 條，附子 15 克，薑、蔥、鹽各適量。

【做法】將鱸魚清理乾淨後瀝乾水分；蔥、薑清洗乾淨後切成末；將附子放到鍋中煎汁，過濾取汁，用煎得的汁煮鱸魚，加入適量蔥末、薑末、鹽燉煮至熟即可。

【功效】味道鮮嫩，易被消化、吸收，能夠緩解腰腿酸痛。

三、生活起居養好陽，才能不生病

① 走出夏天生活習慣誤區

相信很多人在炎炎夏季都會喝冷飲、吃冰鎮西瓜，使身體感覺涼爽。但在夏季的時候人們也很容易出現各種不適，如腰酸背痛、腹瀉、腹痛、腿腳容易抽筋等。這些不適都是由於我們夏季有太多不健康的習慣造成的。

❀ 空腹吃冷飲

天氣炎熱，很多人都難以抗拒冷飲的誘惑，如果整個夏天空腹吃冷飲的現象比較頻繁，就會使我們的體質偏「虛寒」，同時，低溫會干擾我們胃腸的正常蠕動，還會刺激胃黏膜分泌一種叫「壓力激素」的物質，導致我們的自律神經失調、血壓上升。而且，很多冷飲都是用各種添加劑勾兌而成，長期食用就會導致各種疾病，不利於身體健康。

❀ 入睡開風扇

入睡後如果開著風扇就會降低人體的血液循環速度，同時降低人的抵抗力。整夜開著電風扇睡覺還容易著涼，

導致感冒、發熱等。

✿ 睡覺時袒胸露腹

睡覺時如果袒胸露腹，會導致腹瀉腹痛。所以不管天氣多熱，都要將胸部和腹部蓋上東西，以免生病。

✿ 用涼水擦席子

很多人都認為用涼水擦席子能夠讓溫度降得快些。其實，夏季人體極易出汗，涼席本身有一定的濕潤度，此時再用涼水擦席子，就會使涼席成為各種微生物滋生的場所。

✿ 睡前大量運動

平時多運動有改善睡眠的作用，但不能等到夜深人靜時才進行運動，否則會使我們的體溫上升，促進腎上腺素的分泌，使人興奮難以入睡。

✿ 睡地板

不少人為了一時涼爽就在水泥地或潮濕的地板上鋪點東西就睡了，這樣非常容易受濕氣和寒邪的侵襲，進而引發風濕性關節炎、腰酸腿疼、眼瞼水腫等，對身體的傷害非常大。

✿ 水果的攝取量過多

多吃水果確實對人的身體有益，尤其是在夏季，但是，大吃特吃，也並不是件好事。比如：西瓜是夏天最常見的水果，有些人可以一次吃半個西瓜，但西瓜屬寒性，攝入量過多會導致腹瀉；荔枝攝入過多會上火……

✿ 喝水速度過快

夏天溫度高，體內水分的流失速度也會加快，於是大

家就會迅速而大量地飲水。如果喝水速度過快，水分進入血液的速度也會加快，血液會被稀釋，血量也會增加，對心臟會有一定的損害。

❉ 冷水浴

夏季時，人體的毛孔處在「張開」的狀態，沖冷水澡會使我們全身的毛孔迅速閉合，熱量不能散發，滯留在體內，引起各種疾病。

❉女女 晨練時間太早

夏季晝長，很多人會在早晨五六點鐘進行晨練，這樣是不科學的。在早晨六點以前，空氣中的污染物不易擴散，是污染的高峰期。而此時又沒有光合作用，周圍的綠色植物不但不會釋放氧氣還會積聚二氧化碳，不利於人的身體健康。

夏季如果飲食不當，對我們身體的損害是很大的。所以我們一定要培養自己健康的飲食、生活習慣，將外界對我們身體的傷害降到最低。

② 夏季要保足陽氣，注意防濕

夏季天氣炎熱，很多人穿得少、吃得涼、吹得冷。容易患上濕熱證。濕熱的誘因主要有兩個：內因，先天不足，體質因素導致身體中的濕熱較重；外因，飲食無忌，喜歡吃生冷，過寒就會傷脾胃。

其實，即使是炎熱的夏季也不能大量吃生冷之品，否

則會傷及身體中的陽氣，誘發脾腎陽虛，運化不足，身體中的濕熱無法運化，濕熱積聚，鬱而成濕，久而化熱，身體就會表現出濕熱症狀。

此外，中醫認為脾和濕相應，而夏季是健脾的重要時節，不注意保護脾胃，或者不注意防濕，暑濕就會傷及脾胃，出現脾胃濕熱症。

人體受到濕熱侵襲就會出現濕熱相蒸，表現出青春痘、頭髮油膩、脫髮、中暑、頭昏、熱痢等。時間一久，濕熱結伴，相互蒸騰，就會損傷五臟六腑，表現出全身不適。因此，暑夏季節不但要注意防暑降溫，還應當注意健脾養胃、除濕邪。

為了避免濕熱傷身，夏季應當注意少吃冷飲，不要因為怕熱而貪涼，可以反其道而行之，比如吃些蔥、薑、蒜，喝些溫的淡茶水，既能保護我們的脾胃，又能避免過冷而濕邪傷身。

晚上睡覺的時候不能衝著風口，還應當注意蓋好被褥，所穿的衣服一定要乾燥，能吸汗、寬鬆、舒適。避免睡潮濕的屋子，被褥要勤洗曬，不要坐在露天的木頭上，因為露天木頭表面看著乾燥，經太陽一曬就會散發潮氣，坐久了會誘發皮膚病、痔瘡、風濕性關節炎等。

飲食上儘量避免吃肥甘生冷之品，多吃清淡、容易消化吸收的食物，若脾虛濕困，可以採用健脾法祛濕，吃些健脾食物，如蓮子、芡實、鴨子等；或是吃些祛濕食物，如薏苡仁、萵筍、扁豆、冬瓜等。

總之夏季防濕應當從生活的細節著手，還可每天晚上

睡覺以前用熱水泡泡腳，能有效防治濕熱纏身。

③ 保持良好排便習慣，健康排體毒

位老年人便秘主要是缺水和粗纖維所致，應當注意多喝水，進食粗纖維食物以及新鮮果蔬，可以適當吃些香蕉、紅薯等促進排便。

一般來說，便意是在早餐之後產生的，是胃壁因食物誘發的刺激，促進大腸蠕動，將大便送入直腸，於是就出現了直腸反射，產生便意。產生便意後要立即去廁所，不能忽略便意，這個時候暢快地排便很重要。

不過也有人早晨剛醒來就有便意，主要是因為胃對結腸反射比較敏感，在早晨醒來之後稍微活動身體，使得胃壁受到刺激，大便就會迅速進入直腸。

如果是清晨起床沒有便意或者沒有排便習慣者，為了防止誘發痔瘡，最好養成早晨排便的習慣，這對於痔瘡的防治來說有著重要意義。

生活中，很多老年人受便秘困擾，表面上便秘並不是什麼大問題，但如果老年人的長期便秘得不到改善，久而久之就會形成頑固性便秘，危害身體健康。

宿便堆積在腸道之中，會產生各種毒素，毒素淤積在腸道之中反覆吸收，會隨著血液循環進入身體各個部位，誘發一系列症狀，如食慾不振、睡眠不佳、精神緊張、口臭、面色晦暗、精神萎靡等。高血壓病、冠心病的老年人

患上便秘之後會嚴重威脅生命安全，因為這些老年人很容易在排便的過程中突發腦血管意外，冠心病加重，甚至死亡。

老年人如果連續一段時間排便次數減少，每次大便乾硬或每次只能排出一點，存在排便不全的殘餘感，伴隨著腹痛、腹脹，甚至出現食慾下降、噁心嘔吐等症，就要提高警惕，可能已經患上了頑固性便秘。

以下推薦幾個穴位按摩緩解便秘的方法。

✽按摩支溝穴

支溝穴為手少陽三焦經上的穴位，是三焦經之火穴，能宣泄三焦之火氣，預防腸燥便秘。

支溝穴位於前臂背側，當陽池穴和肘尖連線上，腕背橫紋上3寸；伸臂俯掌，尺骨和橈骨間，與間使穴相對處。

按摩此穴可促進脾胃運化，確保三焦氣血之運行，排除內在隱患。

✽按摩曲池穴

曲池穴是大腸經上的穴位，是經氣聚集成池之處，可以撲滅體內的火氣，清熱瀉火之功較強，還能為大腸提供源源不斷的水源。

患者應採用正坐，側腕取穴姿勢，曲池穴位於肘

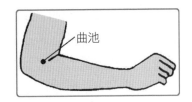

部，曲肘時橫紋盡處，即肱骨外上髁內緣凹陷處。

❋ 按摩腹部

由在腹部做畫圈按摩，將中脘穴、天樞穴、大巨穴聯繫在一起。

中脘穴位於臍上4寸處，天樞穴位於肚臍旁開2寸處，大巨穴位於天樞穴下2寸處。

按摩的方法非常簡單，躺在床上或椅子上，彎曲膝蓋，放鬆腹部，之後從中脘穴開始，沿順時針方向轉動，至左側天樞穴，之後到左側達巨穴、右側大巨穴、右側天樞穴，最後回到中脘穴，一次按摩結束。

保持良好的排便習慣，不僅有助於身體毒素的排出，還能促進身體健康。那麼排便的時候要注意哪些問題呢？

❋ 不要忽視便意

現代人的生活節奏比較快，很多人常常忍著便意，或因為來不及排便，或因為找不到廁所而強忍便意，這是非常不好的習慣，應當儘量減少抑制便意的做法，防止因條件反射消失而誘發的便秘。

❋ 集中注意力

排便的過程中將注意力集中到排便上，堅持不做看書、報、手機等可能會分散注意力的事，以免心不在焉。長時間蹲坐排便，不知不覺中排便的感覺就會消失，如廁的時間過久，易誘發肛腸瘀血，進而發展成痔瘡。痔瘡與

便秘常常同時出現，互為因果，惡性循環。

❋ 保持良好的排便姿勢

蹲便的時候，肛門周圍肌肉放鬆，腹壓變大，利於順利排便。坐便的時候，馬桶高度應當以大腿保持半屈狀態最佳，若身高不足，可以在腳底墊個矮凳。心腦血管疾病患者用力排便時易誘發心肌梗塞、腦中風，宜選擇坐便，排便之後應當緩慢起身。

❋ 合理安排排便時間

經常便秘者，一定要注意合理安排排便時間，養成規律的排便習慣，有便意時及時排便，即使沒有便意，也應該定時排便，時間通常不超過5分鐘，實在排不出也不用勉強自己排便。如果第一天排不出大便，第二天也要堅持按時排便，久而久之，自然能逐漸形成正常的排便條件反射，養成良好的排便習慣。

良好的排便習慣應當堅持下去，一旦因排便習慣問題而出現便血、疼痛等肛腸症狀，應當及早就診、積極治療，千萬不可拖延疾病。

4 睡前飲食不注意，難以睡個安穩覺

中醫上有云：「胃不和，則臥不安。」意思就是說，若一個人飲食不當，就會導致脾胃功能失調，誘發失眠。

脾胃功能失調，胃氣不和者會表現出腹痛、腹脹等現象，甚至會噁心、嘔吐，或大便異臭、便秘。

幾年前，一位老友前來探訪，隨後在此地居住了一月左右，尋遍美食，我也知道老友貪吃，常常勸他飲食上要有所節制，不可太過葷膩，可是老友卻在看到美食的時候管不住自己的嘴。這樣連續吃了1個月之後睡眠就出了問題，每天晚上也就能睡兩三個小時，其餘的時間都躺在床上輾轉反側，並且出現了頭昏、記憶力下降、噁心等症。我想，老友的症狀很可能是飲食無度導致的，於是我建議他多吃些清淡食物，暫時不要吃太多的油膩之品。連續規範飲食三天後，症狀果然緩解了很多。

其實我所說的這個案例，大家不難推測，胃部不適，則睡眠不安，對於此類睡眠問題，服用助眠藥通常是沒有什麼作用的，只有「胃和」，才能「寐安」。所以日常生活中一定要注意飲食均衡，避免過食油膩、高糖食物。

晚餐儘量吃七八分飽，臨睡前3小時內不宜進食，以免到睡覺的時間還未將食物消化掉，影響正常的睡眠。特別是老年人，更應該遠離那些高油脂肉類、甜膩糕點、質地堅硬之品。飯後不能立即躺在床上睡覺，稍微活動一下，利於消化。

隨著人們生活水準的提高，對營養、健康越來越重視，很多人在煲湯時都喜歡加入些補藥，補藥雖然好，可並非適合所有人。比如，南方氣候炎熱，不可隨便服鹿茸、人參等補藥，否則會導致失眠、煩躁等。

吃很簡單，可是要吃得合理卻並不容易。吃得好，吃

得當，才能得健康；但若吃得過多，吃法不當，就會牽扯出諸多健康問題，會對胃腸造成負擔，進而影響到睡眠品質。

「胃不和則寐不安」的典型病例如下：中焦濕熱，因中焦濕熱而「胃不和則寐不安」導致的神經衰弱，主要為外感濕熱、飲食無節制，過食肉類、酒類、糖等，使脾胃出現濕熱所致。痰濁內擾，因痰濁內擾而「胃不和則寐不安」導致的神經衰弱，主要為情志鬱結、氣鬱生痰、積濕生痰所致。胸膈鬱熱，因胸膈鬱熱而「胃不和則寐不安」導致的神經衰弱，主要為心胸熱邪所致。食滯胃脘，因食滯胃脘而「胃不和而寐不安」導致的神經衰弱主要為飲食無節制、食物在胃中積聚無法消化、胃氣上逆所致。腑實腸壅，因腑實腸壅而「胃不和則臥不安」導致的神經衰弱，主要為過食辛辣，胃熱和情志鬱火一起，大腸液虧損、失調，傳導阻滯所致。中焦痞結，中焦痞結而「胃不和則臥不安」導致的神經衰弱，多因脾胃虛弱、寒熱所致；或誤下傷中，陰陽、升降失調，寒熱互結所致。

中土陰虛，因中土陰虛而「胃不和則臥不安」導致的神經衰弱，主要為胃病太久，內部燥熱，損津耗液；或胃陰不足、浸虧液少所致。中焦虛寒，因中焦虛寒而「胃不和則臥不安」導致的神經衰弱，主要為身體中陽氣不足，或過食生冷，干擾胃功能所致。這些因素都會導致胃不和，進而誘發睡眠不良，因此，若想要擁有高品質睡眠，就要保證我們的胃「舒適」。

四、夏日運動，注意一個「輕」字

① 運動「揮汗如雨」，注意保護陽氣

　　研究表明，運動能夠刺激腦內啡等化學物質的分泌，降低肌肉緊張，減少失眠，還能夠使人產生愉悅感。能夠預防心腦血管疾病、緩解失眠、抑鬱等症狀。其實這些運動的好處，大家多多少少都瞭解一些，可是一提到持之以恆的運動似乎就是個難題了，很多人都會說：「哪有那麼多時間去鍛鍊啊？」

　　如何克服惰性成了堅持運動的關鍵問題，其實只要我們把運動融入生活中來，持之以恆便不是什麼難事了。

　　生活中的運動隨處可見，比如整理房間、打掃衛生等。平時可以多花些時間來做家務，這樣既可以保持衛生，保持好心情，又可以在不知不覺中鍛鍊身體。如果向著這個方向進行鍛鍊，你就會發現堅持運動沒有你想的那麼難。

　　我們可以從日常行為的細節入手，加強運動力度。

✤ 廣告時間動起來

忙碌了一天以後，我們習慣吃完東西躺在沙發上或床上看電視，當節目中插進廣告時，不妨利用這個時間，蹬20下「自行車」、做20個「仰臥起坐」或者是堅持幾分鐘「坐位體前屈」，每次廣告時都重複上述操作，能夠起到很好的效果。

✤ 多走幾步路

當我們的公司與家裏相距不遠時，我們儘量選擇步行或騎自行車往返。如果我們從超市購物回家東西比較多，可以分幾次放到廚房內，這樣做能夠消耗更多的熱量。

✤ 時常「撿東西」

如果有東西掉在地上，我們要及時撿起來，可以增加我們做蹲起動作的機會。

✤ 多爬樓梯，少乘電梯

爬樓梯是日常運動中很不錯的一種，能夠鍛鍊我們全身各部位的肌肉。

✤ 吃東西時要運動

將食物放在廚房內，這樣就需要走過去拿食物，吃東西前先繞著屋子走一兩圈，有助於增加熱量的消耗。

❋「小動作」多一些

平時工作時，時常更換坐姿、伸伸懶腰、抬抬腿、整理一下文件等，都是不知不覺中的運動。

❋坐姿鍛鍊

平時坐在座位上要注意挺胸抬頭、收緊腹部、腳尖繃直，可以鍛鍊小腿肌肉，還可以收減腹部。

❋刷牙時注意收腹提臀

我們可以利用刷牙的時間做這個動作，早晚都要重複，時間久對體型的塑造有明顯效果。

❋親自動手

買回的菜、肉，儘量不要用機器進行處理，要自己擇好、洗好、切好，能手動做的就儘量自己親手去做，增加運動的機會。

❋站起來

每次拿東西時都要儘量站起來，儘量將那些常用的東西放得離自己遠一些，增加自己起身的機會。

當然了，除了這些，生活中還有許多細節能夠增加我們的運動量，讓我們的運動持續起來。這樣年復一年、日復一日地堅持下來，我們的體質便會有提高，保持健康也就不是什麼難題了。

　　把運動融入生活，是一件非常簡單的事，我們要堅持能坐不能躺、能站不能坐、能跑不能走的原則，從生活中的小事著眼，做到化零為整。也許僅僅依靠一兩件小事不足以讓我們體會到鍛鍊的益處，但是時間久了，積累的多了，自己就會明顯感覺到身體素質的提高。

　　不要再把「沒時間運動」掛在嘴邊了，生活中的運動並不需要我們刻意地去抽出多少時間去做，只需要學會利用那些碎片的時間，比如看電視時的廣告時間，或是與那些必須進行的事情同步完成。既不會浪費我們的寶貴時間，又達到了鍛鍊身體的目的。

　　生活中的運動無處不在，我們要善於利用這些運動的機會，把它們逐一堅持下來，哪怕只是每天澆澆花草、爬爬樓梯，都是很好的運動方式，不用刻意地去尋找更適合自己的運動。

　　對於那些生活中的運動，我們需要注意的就是把能拉遠的距離儘量拉遠，儘量把動作做規範，比如：坐姿要求嚴格收腹坐直。這樣保持規範運動，成效就比較明顯，足以讓我們達到健康的水準。

2 30分鐘「養生操」，健康過夏季

　　養生操簡單易學，效果顯著，而且花費的時間不長，非常受中老年人的喜愛，在中老年人中有很高的接受度。

　　下面為中老年人介紹幾種簡單的養生操，平時多練

習，養生保健功效明顯。

✽ 睡前多舉頭

【具體操作】頭部自然後仰，目光垂直向上看的時候，後頸處於相對放鬆的狀態，有助於消除頸椎疲勞。此狀態如果能保持2小時，就相當於做了15分鐘的頸部按摩。

其實，中老年人可以選擇在每晚睡覺時不用枕頭，平躺在床上，保持無枕仰臥狀態1～2個小時，長期堅持，有助於防止頸椎病的發生。對剛患上頸椎病的人能有著一定的輔助治療作用。需要注意的是，不要在無枕仰臥時睡著，整晚這樣容易落枕。

✽ 沒事常抖腰

【具體操作】雙手呈握拳狀，拳心虛空，貼在後腰處，輕輕跳動，腳尖並不離地，有一種腳尖踮起的感覺。雙拳不動，全身抖動至腰部微熱為止。

有些中老年人的後腰兩側是涼的，便是因為腎虛。養腎要注意保暖，尤其是腰兩側。隨著年紀的增長，腎氣漸衰，腰部問題也會增多。

平時晨練時，中老年人可以用「抖抖腰」的方式，讓腎氣漸漸地旺起來。抖腰時，膝關節的抖動帶動了全身關節的活動，尤其是脊柱，對養護腰椎也有較好的效果。抖腰能夠活動腎氣，使體內的陽氣生發出來。

中老年人缺乏運動，致使體內陰氣過盛，陽氣不足，

因而出現疲勞、乏力、健忘等症狀。不過，此運動不適合有膝傷的中老年人。

❋ 單腿後背

【具體操作】挺胸抬頭，收腹提臀，腳尖向前併攏；兩手叉腰，眼睛平視前方；左腿支撐站穩，右腿向後撤，用腳尖點地，膝關節要伸直，右腿在後腳跟的帶動下向上抬起10～15公分，然後放下，反覆練習。

這個動作有助於提高中老年人的腿部和髖部的肌肉力量，可以緩解腰背肌肉的疲勞與酸痛，提高腰部力量和活動能力。對於各種腰部疾病也有康復作用，如腰肌勞損、腰椎間盤突出等。對胃部、小腿肌肉也有非常好的鍛鍊作用。

❋ 小半蹲

【具體操作】雙手叉腰，挺胸抬頭，保持直立，膝關節和腳尖向前，兩腳分開約10公分，膝關節處向下彎曲，身體向下蹲10～15公分，堅持10分鐘左右，每天做3次。

堅持10分鐘後，會感覺到膝關節變酸、變脹、變熱，這是因為膝關節產生了大量關節液，能夠進入到關節腔中起到潤滑、營養、修復的作用。

❋ 踮腳操

【具體操作】雙手叉腰，直立身體，腳尖向前，雙腳略微分開。抬起足跟，用腳尖支撐身體，堅持1～3分

鐘，再緩慢放下，整個動作要保持身體平衡。

這個動作是對腳踝的綜合鍛鍊，對於腳墊、糖尿病足等足部問題的康復也有一定的作用。

✽ 腿部拍打操

【具體操作】五指併攏，掌心成「碗狀」，兩臂放在胸前成彎曲狀，大小臂彎曲度約為160度；拍打的同時膝蓋彎曲微微下蹲，先用掌心用力拍打膝蓋正面，拍4～8次後，起身還原；按此動作對膝部內側和外側再各拍4～8次。

膝關節的血管少，所以我們的膝關節總是涼的，拍打過程中能夠加速局部血液循環，提高膝關節能力，對於膝關節出現的不適有緩解作用。還能提高腿部肌肉的力量，強健骨胳。

3 游泳，做條快樂的「美人魚」

游泳一直以來都是最受人們歡迎的運動項目之一，正確地進行游泳鍛鍊，不僅能夠給我們帶來莫大的樂趣，而且經由力量、耐力、協調性訓練，還能夠讓身體功能協調發展，充分展現游泳運動的流暢和柔美。除此之外，游泳還能夠增強心肺功能、體質等。

在工作之餘，我們不妨到游泳館去鍛鍊一下，緩解身心疲勞。當然，如果你是一個初學者，你就需要先瞭解一些游泳的基本常識，準備一些必需品。

游泳的用具相對比較簡單，主要有泳衣、泳帽、泳鏡、耳塞、浮漂和鼻夾等。一套合適的泳衣對於游泳者來說是非常關鍵的，泳衣過大，就容易兜水，從而加大身體的負擔和游泳時候的阻力。

泳帽能夠有效防止頭髮的散亂，保護頭髮，而且還有利於自身和池水的衛生。

泳鏡和耳塞主要是為了防止眼、耳進水，避免由於進水而出現的一些炎症。泳鏡能夠幫助初學者糾正在水中不敢睜眼的不良習慣。浮漂主要是初學者自備的救生工具，在使用之前應該檢查一下，看一看是否漏氣，防止事故的發生。

抽筋是在游泳的時候比較容易出現的一種情況，當游泳的時間過長，在水中用力過大，很容易引起抽筋。而這個時候，游泳者首先要保持鎮靜，一邊呼救，一邊自救。

發生抽筋的時候，應該儘快上岸休息，並且注意給身體保暖，以防止再抽筋，也可以適當補充一些鹽水。

在初學游泳的時候，除了需要掌握一些游泳的基本方法之外，還應該大膽下水嘗試，一個站在岸上的人，是永遠學不會游泳的。就像塞姆·斯里克所說：「千萬不要站在岸上膽戰心驚，大膽地跳到水裏，你就可以游過去。」

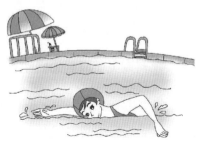

游泳能夠讓我們放鬆身心，還能夠讓我們想通很多事情。當我們閑來無

事的時候，生活壓力太大的時候，不妨到游泳館去游上一會兒，相信你帶著壓力與煩惱走進去，一定會無事一身輕地走出來。

④ 練習瑜伽，趕走浮躁

中老年人因為機體的衰老、退化，不適合再進行消耗大的、劇烈的運動；而瑜伽非常注重滋養和強壯身體，又能夠修身養性，動作非常舒緩、輕柔，適合大多數中老年人練習。

合理地練習瑜伽，還能夠讓全身的關節得到潤滑，氣血運行變得順暢，從而有效改善身體僵硬不靈的症狀，還可以祛除一些疾病。

中老年人練習瑜伽，可以先從最簡單的體勢開始，之後等到體力有所恢復，就可以嘗試著增加動作的強度和難度，還可以隨著瑜伽教練進行一些調息的訓練，讓呼吸系統也得到鍛鍊。只要呼吸調順了，那麼心境自然就平和、超脫了，長期下去，便能夠得到身心俱健的效果。

那麼，瑜伽到底應該怎麼練習呢？下面就來介紹幾式對於中老年人而言安全有效的瑜伽動作。

❋ 肩周炎、肩關節僵硬不靈——簡易牛面式

先準備一條長毛巾，盤坐，也可以坐在椅子上。

吸氣，左手向上伸展，靠向耳朵；呼氣，曲肘，左手

拿著毛巾，放在兩肩胛骨中間；右手向後，抓住毛巾，開始一點一點向上移動，直到兩手之間的距離最短的時候，此時在這個姿勢上保持幾個呼吸，頭腦的意識放在雙肩和胸椎的伸展上；吸氣，將兩手鬆開，向兩側伸展；呼氣，兩臂向下放鬆。之後換一側進行練習，兩側一定要保持呼吸次數的相同。

❋ 頸椎病——坐姿頸功式

盤坐在墊子上，或者坐在椅子上，雙手自然地放於雙膝。

吸氣，拉伸脊柱，頭向上提拔；呼氣，頭下垂，下巴靠向胸骨，感受到頸後側的伸展，保持幾個呼吸；吸氣，慢慢地抬頭，並且開始向上提；呼氣，頭朝後仰，頸部放鬆，保持幾個呼吸；在呼氣的時候，慢慢抬頭；吸氣，頭向上提拔；呼氣，倒向左肩，右肩稍向下壓；吸氣，抬頭；呼氣，反方向，左右兩側保持呼吸的時間、次數都一樣；吸氣，抬頭並且提拔；呼氣，頭向左後側扭轉到極限，雙肩進行放鬆，擺正位置，頸肌用力，保持自然的呼吸，意識要放在頸部；吸氣，轉回正中；呼氣，反方向，保持時間與左側一樣長；慢慢吸氣，轉正；呼氣，放鬆。

❋ 腳步僵硬不靈——蹬自行車式

仰臥，雙手放在身體的兩側。吸氣，兩腿併攏向上，升到與地面垂直，如果沒有辦法垂直，只要達到自己的極限即可；之後腳尖向上勾起；呼氣，兩腳跟依次向外蹬

出，之後像蹬自行車那樣，保持自然的呼吸，共做8～10圈；之後慢慢停下來，開始反方向回蹬，做相同的次數。

✽ 背痛和腰背肌疲勞——貓式

兩手和兩膝放在墊子上，讓兩手臂與兩大腿都與地面垂直，腳背緊貼。

之後吸氣，腰、胸和肩向下壓，頭部和臀部向上提，感覺到後背肌在向後擠壓，整個身體就開始向前側拉伸；呼氣，胸腰背向上拱起，肚臍內收上提，頭向內收，下巴應該靠近胸骨，感覺到整個後背的伸展。一共做8～10個呼吸，進行側腰伸展。

✽ 助消化——三角式

站立，雙腳分開與肩半寬。左腳向外轉90度，右腳向內轉45度，將髖骨擺正，面向正前方，整個身體要處在同一個平面上，千萬不要向任何一方扭轉；吸氣，兩臂側平舉；呼氣，腰部以下不動，上身開始向左側平移，等到不能再移動的時候，開始向左側彎腰，在呼吸通暢的前提下，達到自己身體極限的時候，應該停下來，兩臂進行貫通，成為一條直線，眼睛要看向天花板，臀部和兩腿肌肉要收緊，膝蓋上提，保護好腰部，保持6～8個正常的呼吸；吸氣，再慢慢起身；呼氣，兩臂向下放鬆。之後再反方向練習，左右要保持相同的時間。

需要注意的是，在整個三角式練習過程中，身體必須要保持在一個平面上，老年女性可以靠牆練習，讓後腦、

雙肩、臀部、小腿和腳後跟都始終緊貼牆面。

其實，瑜伽的內容非常廣泛，分支也是比較多的，而瑜伽的最終目的就是為了能夠讓人獲得心靈的寧靜與幸福。中老年朋友只有進行親身的體驗，才能夠感受到瑜伽帶給身體的益處。

⑤ 夏日旅遊，消暑養生

現如今，周末駕車出遊，或者是在節假日旅行，已經成為普遍的一種放鬆休閒的方式。在旅遊的過程中，我們領略大自然的美景，呼吸新鮮的空氣，這對於久居都市的人們來說，是保健養生的好時機。

大自然不僅給人類帶來了所必須的空氣、陽光和水，而且還以它獨特的魅力，吸引著我們、愉悅著我們，幫助我們祛病強身、延年益壽。

大自然中看不盡的風光美景，品不夠的地方風味，吸不盡的新鮮空氣，等等，這一切都能夠為我們的生活增加樂趣。而且，旅遊還可以開闊視野，增進知識，陶冶情操，享受人生，鍛鍊體魄，促進健康。我們可以走進山區、湖畔，或是到附近的公園去踏青，都是不錯的選擇，既富情趣，又有益於身心健康。

在廣闊的原野中，我們能夠呼吸到新鮮的空氣，空氣內含有的大量負氧離子，能夠有效調節大腦的功能，讓大腦保持清醒，清除體內的自由基，提高人體的抵抗能力。

我們還可以選擇一些登山、划船等活動，這些活動都能夠讓呼吸系統、循環系統得到很好的鍛鍊，從而增強心肺功能，促進血液循環；透過汗液和二氧化碳讓人體中的有害物質得到有效排除；除此之外，還能夠促進胃腸的蠕動，改善消化功能，增進我們的食慾，強身壯體，增強機體的抗病能力。

游泳也是一項全面促進身心健康的運動，特別是在海邊游泳，海邊的空氣新鮮，而且海水中還含有多種礦物質，在海邊游泳時能仔細傾聽大海的波濤聲。心理學家最近幾年發現，濤聲能夠幫助治療憂鬱症和失眠症。特別是節奏緩慢的波濤聲，能夠有效刺激大腦中的調節情緒部位，讓大腦進行放鬆，從而有助於改善各種情緒類疾病。

那麼我們在旅遊之前，都需要做什麼準備呢？

✻出發前的準備

攜帶必要的物品，並且要因人、因時、因地而異。假如是去海濱，就不要忘記帶游泳的用具；如果是去山區，就需要帶防蟲、防寒的長袖衣褂。

還有必要的換洗衣物、洗漱用具、地圖、記事本、票證、藥品、照相機、太陽眼鏡等。

✻預防暈車暈船

有「暈動症」的遊客，需要做好預防暈車、船的準備。值得特別注意的是，在旅行前一定不要空腹，更不要吃得過飽，建議吃一些清淡且容易消化的食物。吃東西的

時間要與開車、船的時間有一定的間隔，還可以在開車船前半小時左右服用1片暈車、船藥；上車、船之後，最好能夠挑選前邊靠窗的通風座位；儘量減少刺激，可以閉目養神，不要去看窗外移動的景物。

❀ 預防水土不服

新到一個地方，人們比較容易出現消化不良、腹痛、便秘、失眠等症狀，也就是大家常說的「水土不服」，這是因為微量元素的攝取不足或過剩造成的。

微量元素是我們人體不能缺少的，我們主要是由各種食物來攝取微量元素，而微量元素的含量又與當地的土壤和水分有著非常密切的關係。建議去一個新的地方之前，可以多帶一些家鄉的蜂蜜、茶葉等，這些都能夠幫助您較快適應新的環境。

❀ 預防腿腫

在旅行的時候，有的人由於乘車、乘船、站立或者行走的時間太長，很容易出現腿腫這種現象，而這一情況在醫學上稱為「旅遊性水腫」。

預防的辦法是，妥善安排旅遊的時間和路線，不要讓自己太緊張、太疲勞；在乘車、船的時候要注意經常變換體位，站立、行走一段時間之後，可以坐一會兒，甚至是躺一會兒，最好還能夠把兩腿翹起來；每天遊玩回來之後，建議洗一個熱水澡，加速血液循環，緩解疲勞。

五、養生到實處，讓夏季疾病遠離你

1 孩子中暑，快「掐三穴」

炎熱的夏季，尤其是孩子，身體較弱，很容易中暑。按壓孩子的合谷穴、中衝穴，可以使孩子的中暑症狀得到緩解。

❋ 孩子發生中暑的原因

中暑即人體處在高溫情況下，中樞神經調節功能異常，誘發頭暈、噁心、嘔吐、昏迷等症。搶救不及時，神經調節功能一直處在異常狀態，就會誘發器官衰竭，進而威脅到生命。所以，發生中暑的時候必須先降溫，讓孩子的身體遠離高溫，防止加重病情。中暑之後人體需及時降溫、休息，即可逐漸緩解中樞異常。

❋ 有效治療孩子中暑的小驗方

穴位按壓法的具體操作，先採取適當的降溫措施，之後按壓合谷穴（位於手背第1、2掌骨間，第2掌骨橈側中

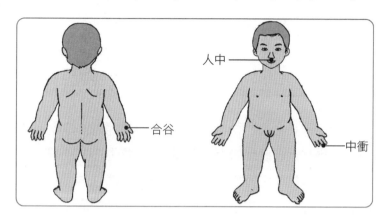

點處）、中衝穴（位於手中指末節尖端中央）或人中穴
（位於人體鼻唇溝中點）。

❋偏方其實不神秘

　　合谷穴和中衝穴都是急救要穴，能夠迅速緩解頭暈、
神志不清、噁心、嘔吐、發熱等症。而人中穴是緩解昏迷
不醒之要穴，按壓人中穴會有強烈的刺痛感，能讓昏迷不
醒的人迅速清醒過來。

　　家長帶孩子外出的時候準備一些清涼油、藿香正氣
水，中暑的時候也可以派上用場。對於小兒中暑，預防還
是最主要的，外出時多帶些水，中午11：00到下午2：00
的時候最好在陰涼處休息，不要劇烈運動。

② 天熱痔瘡高發，運動為你解憂

　　民間說「十男九痔」「十女十痔之說」，形象地說明

了痔瘡的發病率之高。痔瘡多見於經常站立者和久坐者，包括內痔、外痔、混合痔，是肛門直腸底部及肛門黏膜的靜脈叢發生曲張形成的一個或多個柔軟的靜脈團，是一種慢性疾病。

內痔是長在肛門管起始處的痔，如果膨脹的靜脈位於下方，幾乎是在肛管口上，這種曲張的靜脈就叫外痔。

通常當排便時持續用力，造成靜脈內壓力反覆升高，靜脈就會腫大。如果患了痔瘡，肛門處扭曲的靜脈壁就會變得很薄，排便時極易破裂、出血。

夏季是痔瘡的高發期，痔瘡患者應如何保健呢？

❀ 飲食調養

預防痔瘡復發，首先要從飲食做起，飲食不當是促進痔瘡形成、惡化的首要因素。

患者要注意以下幾點：飲食清淡，儘量不要喝酒，也不要暴飲暴食；應少食辛辣刺激食物，如辣椒、胡椒、生蔥、生蒜等。因為這些食物會刺激直腸部位的血管，使其充血和擴張，造成排便時的刺痛和墜脹感，從而加劇或誘發痔瘡。酒精會引起痔靜脈充血、擴張以及痔核腫脹。暴飲暴食則會使腹腔壓力增大，使痔靜脈的血液回流受到影響，從而加重病情。

❀ 適當運動

適當多做運動，使得直腸和肛門處的肌肉得到鍛鍊，但不宜進行劇烈活動，否則反而加重痔瘡。靜脈血回流容

易受阻，久坐者每隔一兩個小時就應站起身活動一下；或做「提肛運動」，即吸氣時肛門放鬆，呼氣時肛門收縮，並向上提縮肛門，持續5秒鐘左右，重複做10～20次，可改善局部血液循環。

❋ 預防便秘

大便秘結是痔瘡發作的直接原因，因此要預防便秘。不要強忍便意，也不要在上廁所的時候玩手機或讀書看報，排便的時候要專心致志。否則，時間一久，便會使直腸對糞便的壓力刺激無動於衷。

糞便久留腸中，水分被吸收，使排便困難，排便用力會使痔靜脈進一步瘀血，導致痔脫出或出血。

❋ 特殊治療

臨床證實，如只是偶爾有便血或痔輕度脫出和肛周刺激症狀，只需注意調整飲食、避免排便過度用力等就可緩解症狀。如經常出血、脫出甚至嵌頓和血栓形成時，就應及時治療。

治療方法，除了傳統的注射、掛線、結扎、枯痔等方法外，現代的雷射、電刀、微波治療也各有千秋，還可以選擇吻合器痔上黏膜環狀切除等。

有時，排便時用力過猛，或者劇烈活動，甚至是用力咳嗽等，都有可能導致痔瘡，因此要注意日常保養。曾經有過痔瘡經歷的人更要注意，以免再次發作。要養成定時排便的習慣，可以在特定的時間段內進行，比如晚飯後的

一兩個小時內，或者早晨起床後的一小時內。定時排便可以讓身體形成條件反射，定時清理腸道，也會鍛鍊肛門處的肌肉，防止受傷。

③ 防治曬傷，找番茄和冰牛奶

市場上銷售的化妝品種類非常多，包括潤膚性化妝品、美白型化妝品、補水型化妝品、防曬型化妝品等。化妝品雖然好，但是在防曬方面的功效並不顯著。

曬傷後可以用冰牛奶洗臉，然後再在曬傷的部位塗上冰牛奶，每隔5分鐘塗抹一次，連續敷半小時，每天敷2～3次即可。曬傷部位的症狀就會得到顯著改善。

曬傷的主要原因為日照時間過長，紫外線透過外層皮膚細胞，進而導致局部損傷，毛細血管擴張，滲透性增強，局部產生炎症。實際上，曬傷和燒傷、燙傷的道理相同，都是高溫導致的結果，治療的原則就是冷敷，降低局部溫度，收縮皮下血管，降低血管通透性，控制炎症發生。

此外，冷敷本身可以降低神經興奮性，進而鎮痛。及時冷敷，皮膚損傷處就能避免進一步擴大，而用冰牛奶療傷，在降低局部溫度的同時控制炎症的發生，降低損傷。另一方面，牛奶中的營養成分能夠滋養肌膚，促進損傷肌膚修復。因此，曬傷後及時用冰牛奶冷敷，能夠迅速治療曬傷。

　　使用該法的過程中，洗臉的動作一定要輕柔，在皮膚恢復之前，不能使用化妝品，防止對處在修復階段的肌膚造成新損害。

　　有沒有什麼辦法可以防曬傷呢？

　　非常簡單，每天吃個炒熟的番茄就可以提高肌膚防曬能力。番茄中富含番茄紅素。研究表明，番茄紅素能夠抵抗紫外線對肌膚的傷害，降低紫外線照射之後的炎症反應，進而保護肌膚。研究表明，陽光照射後的肌膚中的番茄紅素含量明顯降低，其他成分含量幾乎不變，透過補充肌膚中的番茄紅素，就能夠有效降低紫外線對肌膚的傷害。

　　但是要注意，番茄紅素為脂溶性，食用生番茄或番茄汁是難以達到該功效的，通常情況下可以炒熟後食用，使得番茄紅素溶解在植物油中。每天一道番茄烹飪的食物，讓你不再害怕夏季烈日的侵襲。

第四章

學會內斂，
　　獲得大自然的金秋祝福

一、金秋時節，滋陰潤肺最關鍵

1 養肺防衰，首選「多事之秋」

　　農曆七、八、九三個月，被稱為「秋三月」。秋季的主要特點是：降大於升，收斂大於生發，地氣內斂，氣溫下降，果香四溢，秋高氣爽。秋季多事，很多呼吸疾病都容易在這個季節復發，因此秋季要注意養肺，一直保持至冬季，即可防止病邪襲體。燥為秋季之主氣，因而有「秋燥」之說。

　　秋季氣候多變，早晚溫差大，經常讓人措手不及。有的人偏偏喜歡夜間開窗睡覺，失眠過程中人體的抵抗力本就比較差，再加上開窗睡覺，更容易受外邪侵襲，所以秋季一定要做好防寒保暖工作。

　　中醫認為，肺為嬌臟，其位最高，不耐寒熱，而且肺喜潤惡燥，很容易受外邪侵害。因此，到了秋燥之季，肺很容易受傷，肺部不適，勢必會誘發咳嗽痰多、支氣管炎、哮喘病等呼吸道疾病。而且，肺和大腸互為表裏，肺外合皮毛，一旦肺沒能調養好，就會表現出皮膚粗糙、黯

淡無光、乾燥脫皮等狀況。

《黃帝內經》上有云：「肺氣通於鼻。」肺氣之升降調和，可以讓鼻竅通暢，嗅覺靈敏。鼻還和脾胃、膽等臟腑有著密切關係。所以沒事的時候做做鼻部按摩能強體祛病、保健養生。

按摩方法非常簡單：將右手食指指面放到鼻尖上，沿著順時針的方向和逆時針的方向交替按摩，從鼻尖按向鼻根，之後從鼻根按向鼻尖，來回按摩20～30次，用手指揩擦鼻旁兩側，從迎香穴到鼻根部，之後再按摩回迎香穴。這種鼻部按摩法非常適合過敏性鼻炎患者，健康人按摩能預防感冒和鼻部疾病。

中醫認為「肺為氣之主，腎為氣之根」，呼吸的過程不僅要靠肺，還要靠腎，淺表的呼吸依靠肺就可以了，而深呼吸需要肺、腎配合才可以。腎氣充足的時候，吸入的氣就能順降歸納入腎，一旦腎氣不足，無法納氣，就會表現出呼吸無根、動則氣喘之症。所以，調養肺的過程中一定要注意保護腎精，防止過勞、過寒，或是服用寒涼藥物。

肺呼吸功能出問題，身體之氣就會不足，人就會語聲低怯、肢體乏力，身體之氣的運行也會出問題，導致各個臟腑經絡之氣的升降出入運行失調，可見，肺的調養關係著全身健康。

肺雖易被秋燥所傷，但也最適合在秋季養護。從中醫五行的角度上說，肺屬金，對應著白色，所以吃白色的食物能養肺。杏仁和雪梨就是非常不錯的養肺之品。《本草

綱目》中說，杏仁「潤肺也，消食積也，散滯氣也」。而雪梨是人盡皆知的潤肺之品，可止咳消痰、降火，治療內熱導致的煩渴、咳喘、痰黃等症。百合也是非常不錯的養肺之品，常吃百合能改善肺功能，有輔助治療肺部疾病的功效。枇杷梨皮川貝飲有非常好的潤肺止咳作用，烹調方法簡單：枇杷葉、鮮梨皮、川貝洗淨後一同放到鍋內，倒入適量清水熬製，去渣取汁，飲其液，秋季飲服能養肺，也非常適合肺熱和咳嗽者。

元代醫家忽思慧的《飲膳正要》中有記載：「秋氣燥，宜食麻潤其燥。」意思就是說，秋季燥，要適當吃些芝麻來潤秋燥。此外，蜂蜜、銀耳、青菜等柔潤食物，以及葡萄、香蕉等含水量豐富、有滋陰潤肺之功的水果都非常適合秋季食用。

五臟之中，肝主升、肺主降；肝藏血、肺主氣，二者在呼吸中相互協作，保持舒暢愉悅的心情，則肝氣條達，一旦心情抑鬱煩悶，就會肝氣鬱結不暢，肺氣升降失司，表現出胸悶氣短，甚至氣喘。所以秋季養肺除了要在飲食方面有所助益，還要注意保持愉悅的心情，能做到這些，肺氣才可正常舒展。

中醫上有「常笑宣肺」之說，我們在笑的時候，可以擴張肺部，大笑的過程中會不自覺進行深呼吸，有助於暢通呼吸道。人開懷大笑的時候能吸入更多的氧氣，讓其隨血液流遍全身，你會覺得渾身輕鬆，頭腦精神。

除了起居、飲食、情志方面的調養，秋季養肺預防感冒、咳嗽、哮喘等症，還可做些養肺部運動，可選擇在上

午10點練習。

　　首先，呈站立姿勢，全身放鬆，輕輕閉上雙眼，調勻呼吸，之後用腹式呼吸法呼吸，慢慢地用鼻子吸氣，吸至最大限度的時候用鼻子呼氣，牙齒輕合，輕念「啊」字，要注意聲音清晰自然，之後用鼻子吸氣，重複上述動作24～32次，能補肺益氣。

　　其次，保持原來的姿勢不變，上身挺直，下巴向上抬，頭用力後仰，頸部伸展，拇指和其餘四指分開，虎口對準咽部，由上向下按搓至胸部，左右手交替搓按40～60次，能清利咽喉、止咳化痰。再次，坐到床上或椅子上，腰背挺直，放鬆全身，調勻呼吸，之後雙腿自然交叉離地，躬身彎腰，頭朝前低，雙手放到身體兩側的床上或椅子上，支撐起身體，肩背儘量向上拱，重複此動作5～10次，能疏通肺氣、通調水道。

　　最後，仍然採取端坐的姿勢，腰背放鬆，雙目緊閉，雙手握空拳，伸向背部反捶打脊背中央，再捶打脊背兩側，捶打的順序是先由上到下，再由下向上，重複此動作3～5次，捶打過程中不能閉氣，之後叩齒5～10次，能舒暢胸內之氣，交通脊背經脈，進而養肺健胃。

② 立秋後，學會全面防「燥」

　　秋季氣候乾燥，很容易傷肺，因此，秋季來臨的時候，應當將養肺護肺當做保健之根本，減少呼吸系統疾病

的發生。肺主一身之氣，預防乾燥是養肺的關鍵。

到了秋季，溫度、濕度會發生很大變化，人體很容易受病毒、細菌侵襲，鼻部、咽部最初表現出黏膜皺縮、乾燥，之後會由於充血而出現痛感、鼻咽部發癢不適、乾灼疼痛、乾咳少痰；鼻咽部黏膜表面蛋白結構出現變化，氣管喉頭黏膜發病，出現燥咳。不及時治療，會導致氣管炎、支氣管炎，肺部也會受到一定的影響。當肺部功能受抑制，機體會出現供氧不足，引發皮膚瘙癢、毛髮乾枯、便秘等。

出現燥症的時候千萬不能小視，應當及時調治，以解除燥對於肺及全身的傷害。肺柔嫩、易受外邪侵襲，惡暖、怕寒，外合皮毛，主呼吸，和空氣接觸。外邪會侵犯身體，無論從口鼻吸入，還是從皮膚侵入，都容易犯肺，引發疾病。

氣為維持人體生命活動的重要精微之物，「肺主氣」指的是人身之氣由肺來主，體內上下表裏之氣受肺所主。人體中的水液代謝過程和肺氣肅降之間關係密切，由肺氣肅降之功能保證水液運轉下達膀胱，通利小便。因此有「肺主行水」「肺主通調水道」。

秋季應當早睡，以避風寒，讓自己的精神安定下來，以免受秋季肅殺之氣影響。心態上應當保持平靜，避免急躁，這樣才是秋季養生之道。

常做秋季保健操，能夠很好地保健肺部。雙手抱頭頸，回旋俯仰 10 次，能夠疏通頸部、胸背經脈，促進血液循環，提升肺部生理功能；雙手在頭部交叉，左右拉伸

10次，能夠治療關節間風濕寒邪，各種肺臟疾病；雙手拍打腳經10次，能夠開胸膈、利肺氣，治療肺臟疾病。進行上述運動的時候配合叩齒的效果更佳。

秋季主燥，肺為嬌臟，易受燥邪侵襲，秋燥並非單一病症，而是秋季出現的以肺燥症為主的各種身體不適，所以，及時補充水分對身體健康來說非常重要。

秋季應當比其他季節每天多喝500毫升以上的水，以保持肺臟、呼吸道的正常濕潤度，當然了，水不一定從口而入，可以從鼻入，如倒上一杯熱水，對準鼻子，慢慢地吸入水汽，每次吸10分鐘左右，每天吸兩三次。

從中醫的角度上說，秋季通肺，而白色入肺，適宜增加白色食物的攝入，如燕麥、蓮子、芡實、銀耳、雪梨等，均可滋陰潤肺。

③ 手太陰肺經，滋潤我們的肺腑

肺是五臟中最嬌嫩的臟器，同樣肺經也是非常容易受傷的經絡。因此，平常時我們可以採用按摩的方法讓肺經的血脈得以正常的運行。

《靈樞‧經脈》中記載：「肺手太陰之脈，起於中焦，下絡大腸，還循胃口，上膈屬肺。從肺系，橫出腋下，下循內行少陰、心主之前，下肘中，循臂內上骨下廉，入寸口，上魚，循魚際，出大指之端。其支者，從腕後，直出次指內廉，出其端。」

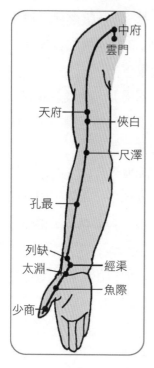

手太陰肺經的作用是維持肺部功能的正常運行，調理好肺經，有助於改善呼吸，滋養皮膚。

手太陰肺經起點為中焦，向下到大腸，回轉經胃口（下口幽門，上口賁門），上行通過膈肌，入於肺。由氣管、喉嚨部橫出腋下（中府穴、雲門穴），向下沿手臂內側，走於手少陰、手厥陰經前面（天府穴、俠白穴），經肘部（尺澤穴），沿前臂內側橈骨邊緣（孔最穴），入寸口——橈動脈搏動處（經渠穴、太淵穴），至大魚際處，沿邊際（魚際穴），從拇指內側末端（少商穴）出。手太陰肺經的另一條支脈由手腕後分出，沿食指內側至指端，和手陽明大腸經相接。

手太陰肺經上總共有11個穴位：中府、雲門、天府、俠白、尺澤、孔最、列缺、經渠、太淵、魚際、少商。其中9穴分布於上肢掌面橈側，2穴在前胸上部，首穴中府，末穴少商。

一旦肺部出現問題，就會表現出胸部脹悶，氣喘，咳嗽，鎖骨上窩痛，心胸煩滿，尿頻，肩背、胳膊外側有冷感、酸痛脹麻等症狀。人體內的氣血在寅時（3點至5點）進入肺經，如果在這時出現病症，則說明你的肺部有

了疾病。

可以按摩肺經來增強肺功能，以下介紹幾個對於肺部疾病很有幫助的手太陰膀胱經穴位。

❋尺澤穴

尺澤穴位於前臂稍屈，手腕處橫紋中，靠肱二頭肌腱外側的凹陷處。由於肺熱旺盛而失眠者，按揉此穴能幫助身體祛肺熱。這個穴位在按壓時，需要用一些力氣，最好是按壓時有酸麻的感覺，這樣才能取得最佳的效果。

經常按摩此穴，對於咳喘、肘臂攣痛、小兒驚風、胸脅脹滿等病症有良好的緩解作用。

❋魚際穴

魚際穴位於第一掌骨掌側中點赤白肉際外。得了哮喘病的患者，在平常的時候可以用拇指交替按揉兩大拇指的根部，再用右手大拇指與食指直接按摩位於第1胸椎處的華蓋穴，每天按揉3次即可。每次按揉20分鐘以上。通常堅持按摩1個星期即可有效緩解哮喘。

在哮喘病發作的時候按摩魚際穴可用大拇指的指端，在魚際穴處用力向下按壓，並沿左右方向按揉，讓患者可以感覺到酸脹感為宜，每分鐘按揉100下，一般按揉2分鐘就能起到緩解作用。

不過按摩魚際穴只能起到緩解作用，遇到突發情況，還是要立即去醫院，防止延誤病情誘發危險。

❋雲門穴

雲門，即運氣出去之門，意思就是說肺氣從此而出。雲門穴位於鎖骨下緣，前正中線旁開6寸處。經常按摩雲

門穴能疏通肺氣,治療哮喘、咳嗽、胸悶、胸痛、肩背痛等症。

每天早晚用中指指腹點揉雲門穴1～3分鐘,可以預防咳嗽、痰多等症狀。

❋ 孔最穴

孔最穴位於前臂橈側,尺澤和太淵連線上,腕橫紋上7寸處,經常按摩此穴可調肺降氣、清熱解表、潤肺止血,能治療音啞、咳嗽、咯血、咽喉痛、肘臂痛等。

每天用拇指指腹按壓孔最穴1～3分鐘,能預防長時間蹲坐導致的痔瘡,還能調理肺氣、清熱止血。

❋ 少商穴

少商穴位於拇指橈側距指甲角1分處,按摩少商穴能清肺、去燥熱,調節肺功能。此外,以手指壓少商穴可以治療呃逆。

指壓少商穴時,以意念引導上逆之氣下行,至下丹田,再吞嚥口水,如此反覆幾次打嗝就可以消失了,指壓時以感到有酸痛感為宜,持續按揉不少於1分鐘。

❋ 中府穴

中府穴位於胸前壁外上方,雲門下1寸,平第一肋間隙,距前正中線6寸。主治支氣管炎、肺炎、咳嗽、哮喘、肺結核等。

選擇正坐或仰臥位,用中指指腹沿順時針、逆時針的方向交替按揉中府穴,每次按揉1～3分鐘。

❋ 天府穴

天府穴位於臂內側面,肱二頭肌橈側緣,腋前紋頭下

3寸處。主治支氣管炎、支氣管哮喘、鼻塞等。

用拇指或中指按揉此穴。

✽ 俠白穴

俠白穴位於臂內側面，肱二頭肌橈側緣，腋前紋頭下4寸。主治咳嗽、氣喘、鼻出血、心悸、胃痛等。

先將食指和中指併攏，與拇指搭配按壓俠白穴，也可沿著順時針方向或逆時針方向做環形按揉。

✽ 列缺穴

列缺穴位於前臂橈側緣，橈骨莖突上方，腕橫紋上1.5寸，當肱橈肌和拇長展肌腱之間。

主治感冒、哮喘、偏正頭痛、口眼歪斜、三叉神經痛、牙痛、半身不遂等。

用拇指指端點按列缺穴，雙手交替按壓各1分鐘，每天早晚分別按摩1次。

✽ 經渠穴

經渠穴位於前臂掌面橈側，橈骨莖突和橈動脈間凹陷處，腕橫紋上1寸處。

主治胸痛、哮喘、支氣管炎、扁桃體炎、食管痙攣、嘔吐、膈肌痙攣等。

用中指指腹稍微用力按壓經渠穴，交替揉按兩側經渠穴各1～3分鐘。

二、水潤少辛，食療「多事之秋」

1 山藥，滋陰潤燥的秋季菜

　　山藥是常見的食材，有時候會把它烹飪成菜餚，有時會把它製成甜品，還有時候會做成冰糖葫蘆……吃過山藥的人都知道山藥好吃，味道香美，然而卻沒幾個人能說出山藥的營養價值。尤其是山藥補肺虛的功效，更是鮮有人知。

　　山藥對於女性朋友來說，可以補氣血，經常吃山藥，不但能夠避免皮膚起皺，還可抗衰老。比如做成拔絲山藥、山藥蛋糕等。

　　山藥性平，味甘，質厚，入脾、肺、腎三經，對這三個臟腑都有非常好的保養功效。通常情況下，補腎藥物、

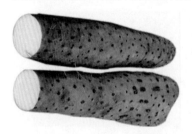

食物多味厚，難以消化，因此，補腎的過程會傷害脾胃。脾胃虛後，對藥、食物的消耗能力就會變弱，尚未消化好的東西停留在體內就

會變為垃圾、毒素。

　　人們最常犯的肝病是肝血虛，肝火旺盛，補肝藥物、食物的性質大多寒涼，因為只有這樣才可清熱解毒、滋陰降火，而寒涼之物是最傷脾胃的。因此，大多補肝食材會使脾胃出問題。而山藥則可以照顧到三個臟器。

　　《本草綱目》中提到，山藥為「補虛羸，除寒熱、邪氣，補中、益氣力、長肌肉、強陽、益腎氣、健脾胃、止瀉痢、化痰涎、潤皮毛」之品，其滋補之功非常強，不像其他食物那樣只偏一項，要嘛滋陰、要嘛益氣。山藥起到的為陰陽雙補之功，既可以補陰，又可以補氣，還可以做到補氣不上火，補陰不助濕滋膩。

　　既然陰陽雙補，兼顧三個臟器，那麼它都能治療哪些病呢？《藥品化義》中提到：「山藥，溫補而不驟，微香而不燥，循循有調肺之功，治肺虛久咳，何其穩當。因其味甘氣香，用之助脾，治脾虛腹瀉，怠情嗜臥，四肢困倦。又取其甘則補陽，以能補中益氣，溫養肌肉，為肺脾二臟要藥。土旺生金，金盛生水，功用相仍，故六味丸中用之治腎虛腰痛，滑精夢遺，虛怯陽痿。但性緩力微，劑宜倍用。」

　　先來說一下山藥的潤肺之功。肺為嬌臟，容易出現問題，無論是一時著涼，還是大病導致體虛，都會引起咳嗽、氣喘等症。秋冬季節時，氣候乾燥，肺容易受外邪侵襲，此時節最重要的養生原則為潤燥，而山藥可以起到非常不錯的滋陰潤肺效果。

　　再說一下山藥的養脾之功。脾為生化之源，脾胃出了

問題，氣血生成就會受阻。多數人都會有這樣的體會，天氣、季節發生轉變時，脾胃很容易出問題。比如，冬季到春季這段時間，脾胃經過嚴冬後，會變得虛弱，出現食慾下降、大便溏稀、肢體倦怠等。此時可以熬些山藥薏米粥，既能夠治療上述症狀，又可以在根本上補養脾胃，粥類物質比其他食物更易化為氣血。

山藥還有補肝之功。肝主春，即春季肝火最為旺盛，因此，女性在春季時皮膚會變得乾燥，頭髮變得枯槁，有時候口舌生瘡，面上生瘡等，因為肝火會耗傷大量陰血。因此，春季要補血，可以多吃些山藥。

腎臟，《藥品化義》中提到，山藥可補陽，還可治療遺精等腎虛症狀。對於女性朋友來說，腎虛會引發尿頻、月經不調等，所以，山藥對女性經血的調養也有非常重要的作用。對於月經不調的女性朋友來說，平時可多吃些山藥。

山藥還可預防心血管系統脂肪沉積，保持血管彈性，預防動脈硬化過早發生，降低皮下脂肪沉積。因此，對於女性朋友來說，要防病、美容，少不了山藥。

以下介紹三種常見的山藥菜譜。

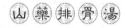

山藥排骨湯

【原料】山藥250克，豬大排500克，薑、鹽各適量。

【做法】

①山藥去皮後清洗乾淨，切成塊，放到冷水中浸泡，排骨焯水，清洗乾淨，薑清洗乾淨後切成片；

②將上述材料放到熱水鍋中，先開大火燒一會兒，之後轉成小火繼續煨2～3小時，調入適量鹽即可。

【功效】潤肺，養腎，助消化，降糖，延年益壽。

清炒山藥

【原料】山藥400克，蔥、薑、鹽、雞精、白醋、白糖、油各適量。

【做法】

①將山藥清洗乾淨，放入開水燙一下，去皮，切成菱形片，切好後放到冷水中浸泡；

②把山藥片從冷水中撈出，放到沸水中焯一下，之後放到冷水中浸泡，撈出，瀝乾水分；

③把鹽、雞精、白糖、白醋、蔥、薑放到鍋中，加入適量清水，調成汁液；

④將鍋置於火上，倒入適量油，油熱後，放入山藥片，倒入調好的汁液翻炒至熟，出鍋裝盤即可。

【功效】潤肺，養腎，助消化。

山藥鴿子湯

【原料】山藥5克，玉竹、麥冬各10克，枸杞子5克，鴿子1隻，鹽、味精、雞精各適量。

【做法】

①先把鴿子處理乾淨，切成塊狀之後放到沸水鍋中去腥；

②將鴿子塊放到鍋中煎炒，之後放入適量開水，水沸

後把鴿子塊撈到湯罐裏；

③把山藥、玉竹、麥冬、枸杞子放到鍋中，加水煮熟後倒進罐中，開小火煮9分鐘，出鍋前調入適量鹽、味精、雞精即可。

【功效】治療腎虛、體弱，適合腎虛引發的夜尿增多、腰酸腿痛等症，還可滋養肺陰。

❷ 杏仁是寶，補肺又止咳

感冒的時候常常伴隨咳嗽的症狀，這多是因為肺氣受到傷害所致的。因此，要治療咳嗽，潤肺是必不可少。而且，很多人的咳嗽還與腎氣虛弱有一定的關係，所以除了潤肺之外，還需要補腎。

《河間六書·咳嗽論》中說：「有聲無痰謂之咳，有痰無聲謂之嗽，有聲有痰謂之咳嗽。」但是實際上，二者是難以分開的。

咳嗽就是人體的一種自我保護，想要把堵塞在呼吸道當中的廢物排出來，所以咳嗽的時候，總是會有各種異物出現，比如痰液、血液等。當我們排出了異物之後，身體就會感覺舒服了很多。如果想要咳嗽，千萬不要強忍，以免異物積壓在身體內。

當然了，偶爾咳嗽一兩次是沒有關係的，可是如果長期地、頻繁地、劇烈地咳

嗽，那麼就會嚴重影響到自己和身邊人，甚至還會引起其他疾病，值得我們重視。

咳嗽和肺有密切的關係，有的是因為外邪侵肺，有的是因為肺受到傷累。總之，當我們的肺受到損傷的時候，就會出現咳嗽。

《醫學三字經》說：「咳嗽不止於肺，而亦不離於肺也。」這句話就明確地提出了咳嗽的原因離不開肺。而對於「咳嗽不止於肺」這樣的說法，宋代醫學家楊仁齋認為，咳嗽除了和肺有密切關係之外，還和腎有極大的關係。因為肺是主管出氣的，而腎是主管收氣的，凡是咳嗽引起的四肢百骸，感覺氣往上走，都是因為腎虛不能收氣所致。所以，對於咳嗽的治療需要以潤肺為主，但是對於肺腎虛弱導致的咳嗽，就要雙管齊下了，既要潤肺，還要補腎。

對於咳嗽的治療，還是應該注重飲食的調理，以養肺為主。杏仁和核桃仁就是養肺的佳品。

杏仁入肺經、大腸經，具有滋潤肺燥，治療咳嗽和氣喘的功效。

杏仁分為甜杏仁和苦杏仁，甜杏仁無毒，性味甘平，長期食用的話最好選甜杏仁。而苦杏仁性味苦溫，帶有毒性，過量服用會導致中毒，所以不宜長期食用。

核桃仁入腎經、肺經、大腸經，具有補腎、溫肺潤腸的功效，常用於虛寒所導致的氣喘咳嗽。

杏仁和核桃仁的作用是比較相似的，二者合用具有非常好的止咳平喘效果。不僅適用於普通的咳嗽，即使是對

於肺、腎虛弱引起的咳嗽也具有不錯的療效。杏仁煎膏非常適合老年人，除了具有治療咳嗽的作用之外，還能夠潤腸通便，對於老年人便秘也會有改善作用。老年人通常都會有腎虧的情況，杏仁煎膏還可以補腎。如果是脾胃虛弱的人，特別是慢性腹瀉患者，是不適合吃杏仁煎膏的，會讓病情更加嚴重。

我們也可以直接把杏仁和核桃仁煮粥食用，《醫食心境》《濟眾新編》中都有杏仁與大米煮粥治療咳嗽、氣喘的方子。

具體做法是：先把杏仁磨出液汁，然後和核桃仁、大米煮粥，具有非常好的補腎斂肺、止咳平喘的功效。

❸ 黑木耳，補血潤肺

黑木耳稱作光木耳，我們平時也叫「木耳」。呈黑褐色，質地柔軟，營養豐富、味道鮮美，烹飪的方法很多，可葷可素。具有養血駐顏、美容的功效，還能夠防治缺鐵性貧血。

中醫上講，黑木耳具有涼血止血、清肺益氣、活血化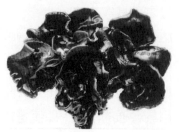瘀、補血、鎮靜止痛、滋陰潤燥等功效。對於女性經期出現的咯血、吐血、痔瘡出血等具有一定的療效。

《飲膳正要》中說黑木

耳具有「利五臟，寬胃腸」的功效。《隨息居飲食譜》中也提到黑木耳可以「補氣耐饑，活血，治跌打損傷，凡崩淋血痢，痔患腸風，常食可瘳」。由此可以看出，黑木耳還具有治療腰酸腿痛、手足抽筋、手足麻木、痔瘡出血、產後虛弱等功效。

現代醫學研究證明，黑木耳中含有豐富的蛋白質、鐵、磷以及B群維生素。其中，維生素B_2的含量要高出蔬菜很多。鐵、鈣的含量高出肉類食物很多倍。黑木耳中還含有多種氨基酸和微量元素。黑木耳具有抗血小板凝聚、阻止血液中膽固醇沉積的作用。

動脈硬化、高血壓、冠心病的患者和中老年人經常食用黑木耳，能減少血栓、心肌梗塞的發生率，同時防止腦中風、冠心病的發作。除此之外，黑木耳中的膠質物質還可以將殘留在人體內的雜質聚集到一起，排出體外，達到清掃胃腸的功效。

所以，那些工作性質比較特殊的人群更應當多吃一些黑木耳，達到清理內部器官的目的，比如理髮、開礦、粉塵、鋸木等作業人員。

下面介紹幾種黑木耳常見的烹調方法。

泡椒拌木耳

【原料】黑木耳60克，泡椒10個，生抽、芝麻油、醬油、糖、蔥各適量。

【做法】

①將黑木耳清洗乾淨後擇去根部，蔥切成蔥花；

②取一個乾淨的碗，放入適量的泡椒、生抽、醬油、糖、蔥花，攪勻調汁；

③將處理好的黑木耳放到沸水鍋中焯3～5分鐘，焯好後撈出，淋上調好的調味汁和芝麻油，拌勻即可。

【功效】美容養顏，活血通絡。

大棗黑木耳湯

【原料】大棗15個，黑木耳15克，冰糖適量。

【做法】

①將黑木耳和大棗用溫水泡發後清洗乾淨，放到一個乾淨的小碗中；

②加入適量的水、冰糖，放到蒸鍋中蒸1個小時左右，即可。

木耳炒雞蛋

【原料】黑木耳250克，雞蛋3個，彩椒1個，沙拉油、鹽、醬油、蔥、料酒、胡椒粉各適量。

【做法】

①將雞蛋打入碗中，加入適量的胡椒粉、料酒、鹽進行調味；

②彩椒清洗乾淨後切成小丁，蔥清洗乾淨後切成蔥花，黑木耳提前泡發，擇去根，清洗乾淨；

③將鍋置於火上，加入適量的沙拉油，油熱後，加入雞蛋，翻炒雞蛋至熟，撒入適量的蔥花，翻炒均勻後放入木耳繼續翻炒，加入適量的醬油，用小火燜1分鐘，加入

切好的彩椒，翻炒均勻即可。

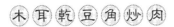

木耳乾豆角炒肉

【原料】熟五花肉200克，水發黑木耳150克，豇豆乾1把，朝天椒2個，鹽、蔥、蒜、生抽、植物油、白糖各適量。

【做法】

①將乾豆角放到水中泡發，然後放到開水中煮軟，切成小段，黑木耳放到清水中泡發後擇去根，撕成小朵，將熟五花肉切成薄片，蔥清洗乾淨後切成蔥花，大蒜切成蒜末，紅椒清洗乾淨後切成段；

②將炒鍋置於火上，加入適量的植物油，油熱後放入適量的蔥花和蒜末爆香；

③將瀝乾水分的豆角段、黑木耳放到鍋中，開大火進行翻炒，隨後加入紅椒段繼續翻炒；

④將熟五花肉片放到鍋中，用小火進行翻炒，然後加入適量的鹽、白糖和生抽進行調味，翻炒幾下後加蓋燜2～3分鐘，即可。

木耳炒腐竹

【原料】水發木耳100克，水發腐竹250克，蔥、薑、蒜、鹽、生抽、蠔油、水澱粉、植物油、剁椒各適量。

【做法】

①將水發木耳擇去根部後清洗乾淨，撕成小朵，腐竹用溫水泡發後清洗乾淨；

②將泡發的腐竹瀝乾水分後切成5公分左右的長段，蒜切成片，蔥清洗乾淨後切成段，薑清洗乾淨後切成片；

③將鍋置於火上，放入適量的植物油，油熱後，放入適量的薑片和蔥段爆香，加入處理好的腐竹段和木耳，翻炒均勻後加入剁椒和適量的蠔油，繼續翻炒幾下，加入少許清水，加蓋燜幾分鐘；

④燜好後加入適量的鹽、生抽翻炒均勻，用適量的水澱粉勾芡，即可。

山藥炒木耳

【原料】黑木耳10克，山藥1根，胡蘿蔔半根，沙拉油、鹽、蔥、芝麻油各適量。

【做法】

①將山藥去皮後清洗乾淨，切成薄片，再用清水反覆清洗，然後放到淡鹽水中浸泡半小時，黑木耳泡發後擇去根，清洗乾淨；

②將胡蘿蔔清洗乾淨後切成片，蔥清洗乾淨後切成蔥末；

③將鍋置於火上，加入適量的沙拉油，油熱後加入切好的蔥末爆香，然後放入胡蘿蔔片進行翻炒，炒至變色後放入山藥片繼續翻炒，放入黑木耳、鹽炒熟後，淋上適量的芝麻油，翻炒均勻，即可。

4 多喝蜂蜜少吃薑，安然度過秋季

蜂蜜一直以來也都是補養身體的佳品，更是老少皆宜的食品。

說起蜂蜜在日常生活中的應用，相信絕大多數人都是用其來沖水喝的。不管是用於滋補身體，還是潤燥通便，總之蜂蜜都可以派上用場。蜂蜜到底有哪些療效呢？蜂蜜味甘，性平和，入脾經、肺經、大腸經。《神農本草經》中說蜂蜜「安五臟，益氣補中，止痛解毒，除百病，和百藥，久服輕身延年」。《本草綱目》中說它「和營衛，潤臟腑，通三焦，調脾胃」。

五味之中，甜入脾經。脾是人體的後天之本，因為它擔負著攝入水穀果蔬、生化血液的責任，如果一個人脾虛，他吸收水穀的功能也就變弱了，這樣一來人體的氣血供應就無法得到保障，而蜂蜜恰好可以起到補養脾臟的作用。特別是對於患有胃及十二指腸潰瘍的人來說，經常飲服蜂蜜，可以起到非常好的輔助治療作用。

肺是非常脆弱的臟器，並且很容易被燥邪所傷。蜂蜜的質地滋潤，具有滋養五臟、調和營衛二氣的功能，對於在秋天肺燥所引起的咳嗽、感冒以

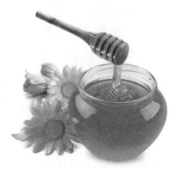

及抵抗力下降等問題都具有非常好的預防和調理功效。

　　只要肺部有內熱，最常引起的就是鼻炎，鼻竇炎、支氣管炎、咽炎和氣喘等，這些疾病的患者也應該經常飲用蜂蜜。

　　在我國民間，一直流傳著一個潤秋燥的方子，就是把鹽水和蜂蜜搭配使用，這兩者從中醫上講是具有互補作用的。

　　每天早晨起床之後空腹喝一杯淡鹽水，更有利於降火益腎、保持大便通暢、改善胃腸的消化吸收功能。而在每天睡覺之前取蜂蜜10～20毫升，用溫開水調服，不僅能夠健脾和胃、補益氣血，還具有鎮靜、安神的作用。

　　喝鹽水和蜂蜜的時候必須要注意：鹽中含有大量的鈉，過量之後非常容易引起血壓升高。所以，鹽水的濃度必須要低，100毫升水中食鹽含量最好控制在0.9克之內。如果是急性腎炎、肝硬化腹水、水腫患者，最好不要食用淡鹽水，可以用涼白開代替，這樣可以避免加重腎臟和心臟的負擔，蜂蜜當中的鉀含量比較高，有利於排出體內多餘的鈉。

　　大腸屬於六腑當中排泄糞便的器官，有些人因為天氣乾燥，或者是體質屬於血虧血虛、津液耗竭、氣機鬱滯、容易上火的類型，就會導致大腸缺少陰血津液的滋養，非常容易導致便秘。多喝一些蜂蜜水症狀就能夠得到緩解，依據的就是蜂蜜的潤燥滑腸功能。

　　除此之外，蜂蜜還具有非常好的清熱解毒功效，具有抑制多種細菌的作用。如果我們的身體某處存在出血、發

炎的情況，那麼就可以把蜂蜜塗在傷口上，消炎、止痛、止血，促進傷口癒合。不僅如此，蜂蜜還具有催眠和治療神經衰弱的功效，經常失眠的朋友每天睡覺之前喝一杯熱蜂蜜水，可以幫你迅速平穩情緒，儘快入睡。

以下介紹兩種相關菜譜。

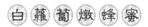

白蘿蔔燉蜂蜜

【原料】白蘿蔔100克，枸杞子十幾粒，蜂蜜適量。

【做法】

①白蘿蔔去頭尾，去皮，切成3公分左右的段，枸杞子用清水浸泡；

②在每段白蘿蔔上切0.5公分的厚片作蓋子，之後在白蘿蔔中間挖一個洞，做成蘿蔔盅的形狀，不要挖穿蘿蔔盅的底部，否則會在灌入蜂蜜的時候出現滲漏情況；

③把蘿蔔盅擺放到盤中，再往蘿蔔盅裏面放入蜂蜜和枸杞子；

④給白蘿蔔盅分別加蓋，使用保鮮膜封緊盤子，在放入鍋內加蓋大火隔水清蒸一小時即可。

【功效】治療冬季乾咳，緩解便秘。

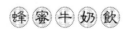

蜂蜜牛奶飲

【原料】蜂蜜、牛奶各50毫升，黑芝麻25克。

【做法】黑芝麻搗碎，與蜂蜜、牛奶調和即可。

【功效】對於產後血虛、腸燥便秘、面色萎黃、皮膚不潤等症具有非常好的改善作用。

⑤ 熱性食物助長乾燥，秋季不要多吃

　　秋季飲食，宜遵循「少辛多酸」的原則，以防肝氣鬱結。中醫認為，金剋木，即肺氣太盛，很容易損傷肝的功能。所以，在秋季應講究科學飲食，宜食用一些含酸較多的食物，以增加肝臟的功能，抵禦過剩肺氣的侵入。根據這一原則，秋季要食用酸味的水果和蔬菜，以及能夠益氣滋陰、潤肺化痰的食物，而要少吃蔥、薑、韭菜、辣椒等辛味食材。

　　此外，秋季宜多食溫食，少食寒涼之物，以頤養胃氣。如過食寒涼之品或生冷、不潔瓜果，會導致溫熱內蘊，毒滯體內，引起腹瀉、痢疾等疾病，老年人、兒童及體弱者尤要注意。

✽ 糙米

　　糙米是稻穀脫去外保護皮層稻殼後的穎果，相對於精米，糙米保留了穀物中更為全面的營養。在精米白麵成為主食的今天，很多營養學家提倡多吃糙米，尤其是在秋季

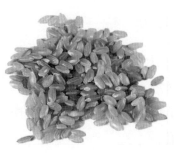

更應多吃。現代醫學研究證明，秋季經常食用糙米，能夠預防動脈硬化、糖尿病、大腸癌，防止腳氣病、老年斑和便秘，能強肝健體，消除疲勞，提高記憶力，消除焦躁不安的

情緒，具有解毒的效用。同時，糙米還具有美容與健美的作用，對於防治皮膚粗糙、青春痘、暗瘡、黑斑、皺紋、肥胖等，均有良好的效果。

✿ 香菇

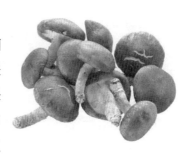

香菇是秋季重要的「山珍」之一，在南方和北方都很受歡迎，被公認為最理想的保健食品，自古以來就有「素中之葷」「蘑菇皇后」「菇中之王」「蔬菜之魁」等美稱，是食用菌家族中的寵兒。

香菇是美味佳餚，也是重要的保健食品，在漢代已有利用香菇治療疾病的記載，歷代本草也多有收錄。如《日用本草》謂之有「益氣不饑，治風破血」之功，《本草求真》認為它能「益胃助食」。《本草綱目》中稱它「乃食物佳品，味甘性平，益胃助食，理小便不禁，大益胃氣，托痘，麻疹外出之功」。《現代實用中藥》中說，香菇「為補充維生素D的要劑，預防佝僂病，並治貧血」。

✿ 馬鈴薯

馬鈴薯是我國傳統的糧食作物，既可作為主食，也可做成菜餚。馬鈴薯含有大量糖，還含有20%蛋白質，18種氨基酸、礦物質（磷、鈣等）、維生素等。秋季宜吃馬鈴薯餐，因為食用馬鈴薯不必擔心脂肪過剩，這是其他充饑食物望塵莫及的。馬

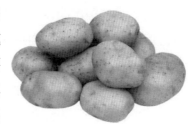

鈴薯可以為人體提供必要的多種營養素，在補足能量的同時，其豐富的纖維素還可以加速胃腸蠕動，從而加速身體的排毒。

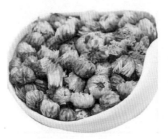

❋菊花茶

對付上火，最好的辦法是多飲水，秋季宜喝菊花茶。菊花對治療眼睛疲勞、視物模糊有很好的療效。秋季每天喝3～4杯菊花茶，對恢復視力也有幫助。

菊花的種類很多，很多人會選擇花朵顏色白皙，且大花朵綻放的白菊。其實，又小又醜且顏色泛黃的胎菊反而屬上乘，無論是哪種菊花，都有良好的養生功效。菊花茶是不需加茶葉的，將乾燥後的菊花放入茶壺內，用沸水泡或煮濃汁飲用是秋季一種很好的保健飲料。

6 「饑餐渴飲」，不適合秋天養生

秋冬季節，許多人喜歡吃大補的食物，但是食用之後卻出現口舌生瘡、失眠、胃脘疼痛、腹脹腹瀉等症狀。中醫認為，這種情況叫作「虛不受補」，也就是體質過於虛弱，吃了補品以後，反而無法承受營養品對身體的衝擊，出現以上各種症狀。

對於這種虛不受補的症狀，中醫認為要從改善體質做起，秋天最好不要吃大補的食品或藥品，而是要「引

補」。什麼是引補呢？說得通俗一點，就是為冬季將要進行的大補做準備，調理好體質，打好基礎。

中醫建議，秋季引補以食補為宜，食物的藥性較為溫和，食用之後不會對身體產生太大的負擔。推薦食用芡實、山藥、大棗、龍眼、百合、薏苡仁等，皆有補益氣血、健脾補腎和調理脾胃的作用。

另外，體質較虛者還可適當多吃一些瘦豬肉、牛肉、雞肉以及蜂蜜、蜂王漿、牛奶、雞蛋、豆漿、大棗等，此類食物有扶正祛邪的功效。同時，患風濕病的年老體弱者，多在冬季發病，凡由肝腎虧虛、氣血不足、寒濕痹阻所致者，如能在秋季服用獨活寄生丸以扶正祛邪，則能在冬季拒邪於體外；慢性支氣管炎與支氣管哮喘等症，為肺脾兩虛之病，冬季寒冷時常使咳嗽、氣喘加劇，如能在秋季服用蛤蚧大補丸，並食用核桃肉等，以補肺益腎納氣，則可減輕發作症狀。秋季引補，不妨以喝粥為主，這裏簡要介紹一些適合秋季保健食用的粥品。

✿黑芝麻粥

黑芝麻6克，粳米50克，蜂蜜適量，水煮成粥。黑芝麻粥具有潤腸通便、益五臟、壯筋骨的作用。適用於肝腎不足、虛風眩暈、風痹、癱瘓、大便燥結、病後虛羸、鬚髮早白、婦女產後乳少等。

✿鮮藕粥

粳米250克，鮮藕100克，加水適量，共煮成粥。鮮藕具有清熱生津、開胃進食、涼血止血的作用。鮮藕粥適用於肺胃有熱、口渴口臭、咳痰咯血、跌打損傷、瘀血滯

留等。

❊ 玉米麵粥

玉米麵50克，精鹽少許，加水適量，煮成糊粥。玉米麵粥具有調中開胃、利尿止淋的作用。適用於食慾不振或因三焦氣化不利而引起小便短少，甚至尿道澀通、石淋等。

❊ 白木耳粥

粳米250克，白木耳15克，加水適量，共煮成粥。白木耳粥具有潤肺止咳、益氣補腎的作用。適用於陰虛內熱燥咳、氣陰兩虛等。

❊ 蘋果粥

蘋果500克，西米（西谷米）、白糖各100克，加水適量，共煮成粥。蘋果粥具有生津、潤肺、除煩、解暑、健胃等作用。適用於氣力不足、反胃、消化不良、腸炎痢疾、大便乾結、高血壓等。

❊ 菊花粥

菊花30克，粳米100克，先將菊花煎湯，取汁再煮成粥。菊花粥具有散風熱、清肝火、明眼目等作用。適用於秋季風熱型感冒、心煩咽燥、目赤腫痛等，對心血管疾病也具有較好的防治作用。

❊ 枸杞子粥

枸杞子30克，粳米100克，加水適量，同煮成粥。枸杞子粥具有滋補肝腎、明目補虛等作用。適用於中老年人肝腎陰虧、視物模糊、腰酸腿軟等。

三、早睡早起身體好，秋季健康很容易

1 秋三月，生活起居有節律

「春捂秋凍」是我們熟知的養生準則，春天要儘量保暖，而秋天則在一定程度上要挨些凍，只有這樣才能對身體有好處。

《黃帝內經》講，一年四季之中，大自然的陽氣是春生、夏長、秋收、冬藏，對應的氣候特點是春溫、夏熱、秋涼、冬寒，人體陽氣變化同樣要與之相適應。

春季，初生之陽如剛萌芽的幼苗，難以抵禦早春的嚴寒，就要想辦法使之去寒就溫，好像北方春季種蔬菜要採用溫室一樣，對應養生的要求就是要「春捂」。

到了秋季，人體陽氣轉入收斂狀態，只有很好地收藏，來年才能有生發的基礎。

「陰陽制約」，秋涼為陰，會對陽氣形成制約，一定程度上，外部的陰氣越盛，對體內陽氣的制約作用自然越強，就越有利於陽氣的收藏。

洗澡的時候，水溫不必太高，在20攝氏度左右即

可，這個溫度可以加強神經的興奮功能，洗浴之後神清氣爽，頭腦清晰。

「秋凍」雖然有很好的養生效果，但是不能盲目進行。秋季氣候整體趨向於寒冷，特別是深秋時節氣溫、風速、氣壓等變化大，不利於一些疾病的控制。所以，對於心血管病、潰瘍病、腦血管病等慢性疾病的患者來說，不僅不能秋凍，相反還要注意及時保暖。抵抗能力弱的人、老人和小孩也不宜「秋凍」。

「秋凍」的時機非常重要，哪怕一個十分健康的人，在晚秋淒冷的夜裏凍幾夜，那也會凍出病來。初秋，暑熱未消，氣溫變化還不是很明顯，此時，少穿一點衣服，稍微感到一點涼意是可以的，「凍一凍」有益健康。晚秋，早晚溫差大，一旦有強冷空氣活動，就應該及時、適量的增添衣物保暖。

其次，「秋凍」也要視部位而定，並非所有的身體部位都可以隨意受寒，人體的很多部位是凍不得的，例如頭部、腳部、腰部、腹部。

頭部是諸陽之會，受寒時容易導致陽氣耗散，天冷外出時最好戴帽子，洗頭也要用熱水。

腳冷全身冷，腳是人體中離心臟最遠的地方，卻彙集了幾條重要的經脈，雙腳受寒，容易導致全身冰涼，身體抵抗力下降，病邪就會乘虛而入。

腹部和腰部也是重要部位，中醫講，人的陽氣根於腎，而腰為腎之府，陽氣從此向全身散布，溫暖全身。一旦後腰部受寒，腎氣受損，人就會感到怕冷、無力，出現

倦怠、食少、大便稀薄等症狀。腹部受涼容易引起胃腸不適，對女性的傷害程度更深。

❷ 把握冷暖，「秋凍」好過冬

剛入秋的時候，暑氣還沒有完全消散，秋陽餘炎，氣溫還是比較高的，再加上秋雨連綿，濕度偏高，會讓我們覺得更加悶熱，我們通常把這個時期稱作「秋老虎」。

白露過後，雨水會大量減少，氣候變得越發乾燥，晝熱夜涼，此時很容易生病，因此有人稱秋季為「多事之秋」。

所以，在秋季養生的過程中，一定要按照「養收」的原則去進行，以養護體內之陰氣。

秋天氣候逐漸變得乾燥起來，陽氣漸收，陰氣漸長，極容易造成人情緒的波動，或煩躁，或憂傷，從而讓人覺得難過、憂愁。

在秋季養生的過程中要調理精神，做到放鬆神智，心平氣和，以此來緩解秋天四處飄散的肅殺之氣，從而保持自己身心的愉快。另外還要多參加戶外活動，幫助我們調節心情、排除抑鬱，使胸中鬱積一掃而光，以適應秋天陰陽的升降變化。

氣候乾燥是秋天最為主要的特點。秋季我們的呼吸系統容易受到冷空氣的刺激，抵抗力減弱，讓病菌有了可乘之機，這時候是最容易得風寒感冒的，還會引起扁桃體

炎、氣管炎和肺炎等。

哮喘和慢性氣管炎的患者，在秋季時病情往往會加重。所以在秋季要對我們的肺進行特別的關照，因為燥邪最先侵犯的就是肺，極容易出現乾咳。

飲食方面，我們應當遵循滋陰潤肺之原則。適當吃些甘蔗、生梨、荸薺、柚、枇杷等滋陰潤肺之品，都能夠很好地潤燥滋陰，也可烹飪些冰糖銀耳粥、百合蓮子粥、川貝冰糖羹等，都能夠止咳化痰、潤肺滋陰。

秋天天氣逐漸轉涼，自然界中的陽氣慢慢消退，體內的陰氣不斷滋長，晝夜溫差變化大，這時候最容易犯脾胃的毛病，特別是胃潰瘍患者時常會病痛發作，這時候就應該對脾胃進行調理。

所以，患有慢性胃炎或者胃、十二指腸潰瘍的人，要給自己的胃一個溫暖的環境，適時增添衣服，夜晚蓋好被褥，防止著涼以後舊病復發。

不應暴飲暴食，多吃健胃、助消化的食物，不吃油膩的食物，最好不要食用生冷的水果，注意食品安全，否則極容易濕毒入腸，致使發生腹痛、泄瀉。

秋季天氣乾燥，極容易導致皮膚乾裂、積累皺紋、口乾咽燥、聲音嘶啞、毛髮脫落、口渴、便秘等一系列燥症，我們經常稱之為「秋燥症」。

秋燥不僅讓我們的身體感到不適，而且也極容易造成感染性的疾病，如感冒、癤腫、鼻炎等。因此，秋天必須要做好潤燥的工作，要保持空氣中的相對溫度與相對濕度，應該多吃潤燥的食物。

如沙參、麥冬、燕窩、西洋參、石斛、玉竹等，燕窩性味甘平，入肺經、胃經、腎經，有益虛補損、滋陰潤燥、化痰止嗽之功，常用於肺腎不足、虛損癆瘵、咳嗽氣急等；西洋參味苦、微甘，性涼，入心經、肺經、腎經，可補氣養陰、清虛火、生津液，非常適合氣陰不足、津少口渴、肺虛咳嗽、虛熱煩躁等。

此外，秋季應當儘量早睡早起。早睡能夠滋養陰氣，早起能夠潤燥通肺，以補充體內津液。

③ 氣候乾燥，起居要防靜電傷身

秋天和冬天相對乾燥，人在活動時，身上就會產生靜電。另外，隨著家用電器的增多，電器所產生的靜電荷會被人體吸收並積存起來，而房間內的牆壁和地板大多是絕緣體，空氣乾燥時，更容易產生靜電。

老年人的皮膚相對乾燥，老年人心血管系統抗干擾能力減弱，加之老年人心血管系統本來就有各種病變，更容易受靜電影響使病情加重或誘發室性早搏等心律失常。

過高的靜電還常使人焦躁不安、頭痛、胸悶、呼吸困難、咳嗽。

靜電對健康有一定影響，孕婦尤其要小心，應注意採取有效措施防止靜電。

專家說，靜電是一種既看不見又摸不著的東西，它附著於物體的表面，只有在與其他物體相互作用時才會釋放

能量。持久的靜電可引起人體血液的pH升高，尿中鈣排泄量增加，血鈣減少，對孕產婦的健康危害最大，靜電可致孕婦體內孕激素水平下降，讓她們容易感到疲勞、煩躁和頭痛等，因此有必要適當防範。

生活中靜電的產生主要有以下幾種原因。

✽ 空氣乾燥

當空氣濕度較小時，人體容易吸收和蓄積電荷。

✽ 衣服和皮膚的摩擦

穿毛質和化纖質地的衣物易產生靜電。

✽ 皮膚乾燥

人的體表過於乾燥，容易使電荷蓄積，尤其是皮脂腺分泌比較少的人，在乾冷的天氣裏容易受靜電困擾。

✽ 辦公設備釋放的靜電

如電腦螢幕容易生成和釋放電荷，所以經常使用電腦的人體內容易蓄積靜電。

✽ 室內電荷不能釋放

由於居室內的牆壁和地板多屬絕緣體，而且室內空氣乾燥，如果再穿上絕緣的膠底鞋，那麼人體內蓄積的電荷無法及時釋放出去，就會產生靜電。

水是良好的導電體，因此增加空氣中的濕度可以有效

防止靜電的產生。預防靜電，要根據靜電產生的原因「對症下藥」。

　　室內應保持一定的濕度，可勤拖地、勤灑水，並且在室內多種些適宜的花花草草，或用加濕器加濕。要勤洗澡、勤換衣服，以消除人體表面積聚的靜電荷。使用保濕性能好的護膚品，以保證皮膚的水分。梳頭髮時，先將梳子蘸一下水，也可以消除靜電。

　　避免長時間與電腦接觸，經常開窗換氣，讓室外的空氣能夠進到屋內。長期在靜電場環境中生活的人，因為體內靜電的積蓄，容易導致心煩意亂，對身體健康不利。要適當增加營養元素的攝取，可以多吃一些富含維生素的食物，如胡蘿蔔、捲心菜、番茄等。這些食物可以提高血液的酸度，維持人體正常的電解質平衡。

　　在接觸門把手、水龍頭等金屬物品時，人手上的電荷會瞬間釋放出去，使人感到觸電一般，為了避免這種情況，可以先用手摸一下牆壁，這樣可以釋放出一部分的電荷。

四、調情養志，讓「悲秋」離你而去

① 從點滴開始，讓「悲秋」遠離你

整個秋季包括立秋、處暑、白露、秋分、寒露、霜降6個節氣，初秋時氣溫仍然較高；白露之後，雨水減少，晝熱夜涼，晝夜溫差較大，容易感冒、舊病復發。秋季時，肺部氣血運行旺盛，這個時候養肺能夠讓肺部氣血更加充足，讓肺部功能更為健全。

此外，秋季天氣寒熱多變，寒涼之氣、秋燥之氣易傷肺，容易出現感冒、咳嗽等症，因此秋季養生的重點就是養肺。

首先，養肺必須順應秋季陰陽變化，古人由陰陽理論解釋秋季變化，天地間的陰氣逐漸上升，陽氣逐漸衰減，陰長陽消，氣機逐漸收斂，所以我們養肺的時候要以「收養」為原則。

秋季要做到早睡早起，因為秋天的晚上逐漸轉涼，經過炎熱的夏季，人們習慣了夏季的酷熱天氣，無法完全適應秋季天氣早晚氣溫變化。早睡不但可以順應陽氣收斂，

還可避免涼氣傷肺。早起能夠讓肺氣得到舒展，還可防止收之太過。

　　秋季養肺還需注意調節情緒，情緒變化易傷及肺部健康。秋季氣溫逐漸下降，一片蕭條，人很容易變得傷感，情緒憂鬱，此時應該注意調節自己的心境，培養樂觀情緒，保養肺部。

　　肺的主要功能為呼濁吸清，吐故納新，掌管著人體之氣的呼吸，調節氣的升降、出入，進而確保人體正常新陳代謝的過程。氣為生命活動之根本、動力。很多疾病的出現都和人體的氣有關，因此，養肺還需從養氣入手。

　　說話多了會耗氣，讓人覺得疲倦，所以要少說話，養內氣；減少性生活，養精氣；飲食要清淡，養血氣；唾液為人體之寶，富含多種有益成分，吞咽唾液能夠養五臟之氣；憤怒會打破人體氣血的正常運行，最先傷害到肝臟。只有做到不悲不怒，才可以更好地養護我們的肝氣；飲食要有規律，少吃生冷黏滯、肥甘厚味、不易消化的食物，進而養護胃氣；少思慮，養心氣。

　　氣血為人體各個器官營養運輸的載體、廢物排泄的關鍵，氣血下降，營養的輸入、廢物的排出都會成問題，也就是新陳代謝過程會出現問題，新陳代謝的過程受阻，則易生病。調養氣血最重要的一點就是調攝情志，進而達到養血的目的。《黃帝內經》中認為，精神內守可調養五臟。由此我們也能看出，調養情志也是養肺的重點。

　　保持心境的平和、降低名利慾望，避免受外界的干擾，遇到不開心的事情善於轉移自己的注意力。可以施行

閉目養神的方法去放鬆自己的身體和精神。

② 秋季易憂鬱，心寬更健康

臨床研究結果表明，意識和精神的不良方面會像毒藥一樣以情緒的方式對我們下丘腦的活動產生直接的影響，不斷地削弱我們的免疫系統，最終誘發疾病或導致疾病長久不癒。所以，要建立健康的思維模式，將心理上的自我破壞態度轉變為自我治癒態度，就能夠開啟我們身體的自動回復機制，使身體恢復健康。

《黃帝內經》中講：「人有五臟化五氣，以生喜怒悲憂恐。」正是由於這一點，人產生的負面情緒都會對身心有一定的影響。

那些沒有解決的心理問題還會造成內心的緊張，這種緊張又會使體內的生命物質出現流通障礙，這些障礙也是導致生理疾病的因素。「心寬一尺，病退一丈」，人將心放寬了，才能夠擊退疾病，那如何才能保持心寬呢？

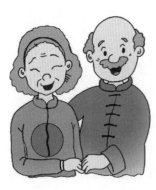

（1）要寬大為懷，俗話說：「心寬體胖。」一個總保持心寬的人，一定是滿面春光、笑容可掬的。不管何時何地都要寬大為懷，這是一種智慧，一種沉澱。

（2）心靜如水，將疾病「化險為夷」。只要自己心靜如水，心

性明朗，就不會有什麼事能夠阻擋你前行的道路。一個人若是能做到怡然自得，保持樂觀向上的狀態，就能夠戰勝困難和病魔，保護自己不被負面情緒和疾病打敗。

（3）隨遇而安，安常處順。它是知足常樂的內涵，只要保證自己習以為常的生活，有勇氣面對一切風雲變幻，那麼，與成功的距離就是咫尺了。當我們遭受疾病所帶來的痛苦時，要儘量想開一些，隨遇而安，積極治療，才能夠保全自己。

（4）喜歡並愛護自己。不要總想著怎樣去改變自己，要學會認可自己，接受自己，擁抱生活，還要成熟、客觀地去理解生活，要懂得感恩，善待自己。

（5）發展自己的愛好。堅持自己的興趣、愛好，還要保持好奇心和求知慾，才能夠幫助我們保持健康的體魄和和諧的心理。多和積極、樂觀的人交往，儘可能不與消極、悲觀的人接觸。

（6）不要將問題「嚴重化」。不要為無關緊要的事情而發牢騷，也不要將事情看得太過嚴重，將所有的錯都歸咎到自己的身上。不斷地尋求新的愛好，關心周邊的事情，對生活要充滿新鮮感，全身心地放鬆心情，心寬一尺，病退一丈。

（7）對於那些壓得你喘不過氣來的事情，要學會放下；還要學會看到事物好的一面。學會讓自己心平氣和，保持平常心，不計較那些微不足道的事情。去除心中那些對於你來說是負擔的事，停止做那些無謂的事，不走極端，做到「不以物喜，不以己悲」。

總之，開心能夠使人心寬，開心能夠防病，所以，要讓自己心寬，才能提高自己的身體素質，疾病才不會找上你。

❸ 聽音樂，最時尚的調心法

人在生氣時，情緒易衝動，常有失態之舉，若在怒氣未消時聽到瘋狂而富有刺激性的搖滾樂，無疑會助長人的怒氣。一曲節奏明快、悅耳動聽的音樂，不但能給人以精神上的享受，緩解精神壓力，而且還能促進健康長壽。

國內外音樂家長壽者甚多，如著名歌劇《茶花女》的作曲者居塞比・威爾第活到了88歲；世界鋼琴家愛麗絲・赫茨活到110歲；宋代著名的文學家歐陽修享有高壽，他在談到音樂時說：「予嘗有幽憂之疾，退而閉居，不能治，既而學琴於友人孫道滋，受宮聲數引，久則樂之愉快，不知疾在體矣。」

聽音樂也是現代人很好的一種放鬆方式。當你悲傷的時候，音樂會輕輕拭乾你的淚水；當你痛苦的時候，音樂可以讓你超脫；當你煩惱的時候，音樂會拂去你心中的不快，使你樂而忘憂。

音樂悠揚舒緩的旋律、節奏、音調，能調節人的情緒。「聽曲消愁，有勝於服藥矣」。音樂可以讓我們變得年輕，那麼我們平時如何聽音樂呢？

清晨，我們可以選用舒伯特和蕭邦的鋼琴、小提琴獨

奏、協奏曲或室內樂曲為宜，也可選用其他中速、柔和、抒情的樂曲；早、中、晚三頓飯之間，可以選用亨德爾、巴赫或施特勞斯的凱旋曲、彌撒曲、進行曲或圓舞曲為宜，因為這些威武雄壯、高昂激越的樂曲，可使人熱血沸騰、激情滿懷，產生積極向上的力量；晚飯後，可選用較隨便、輕快、活潑的音樂小品；臨睡前，選用各種搖籃曲和慢速度的樂曲催眠，效果明顯。

可以看出，培養對音樂的愛好，聽聽能使自己心情愉快的音樂，不僅可以豐富我們的生活內容，獲得美的享受，而且能增進身心健康，延緩衰老。

④ 花鳥魚蟲，讓生活中多點樂趣

花鳥魚蟲、花香四溢，讓繁華的鬧市多了一分生機，讓鋼筋水泥鑄成的高樓大廈多了一分活力。老年人養花能修身養性，賞花能賞心悅目，有益身心，健康長壽。養寵物能減輕內心的孤獨感。民間有一句關於養花長壽的諺語，「常在花間走，活到九十九」。室內開放的花朵，能有效緩解人的疲勞，讓人更為寧靜。

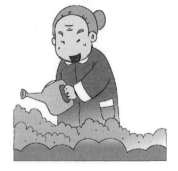

花能讓室內的空氣更加清新，有的花卉有淨化空氣的作用。養花能調節人的情緒，種

花、澆水、施肥、賞花的過程中，你會覺得自己心情舒暢，憤怒和焦躁消失了，產生了對美好未來的嚮往之情。室內種養的花卉能營造出自然的氛圍，提升生活裏的詩情畫意，陶冶情操，改善老年人的精神世界。

玫瑰花有抗衰養顏的作用，《本草正義》上有記載：「玫瑰花，香氣最濃，潔而不濁，和而不猛，柔肝醒胃，理氣活血，芳香諸品，殆無其匹。」可見玫瑰花對人體健康大有益處，而且玫瑰花瓣還能泡茶、泡酒、熬粥、製作點心等。用玫瑰花泡茶能緩解心情不好而出現的胃痛，有疏肝解鬱之功，還可美容養顏。

菊花有散風熱、平肝明目之功，能預防心腦血管疾病、提神降壓。菊花品種繁多，盛開之時賞心悅目，有的秀麗淡雅、有的鮮艷奪目、有的昂首挺胸，盛開於秋風蕭瑟之時，給人以堅強和希望。用菊花泡茶可調節心肌功能、降低膽固醇，輔助治療冠心病、高血壓、血清膽固醇過高等症。而且菊花茶香氣濃鬱，可以在一定程度上鬆弛神經、舒緩頭痛。《西京雜記》上有記載：「菊花舒時，並採莖葉，雜黍米釀之，至來年九月九日始熟，就飲焉，故謂之菊花酒。」當時帝宮後妃皆稱其「長壽酒」，將其當成滋補藥品相互饋贈。

百合端莊淡雅，葉片蔥綠，花色潔白，自然優美。肺功能不好的老年人可栽種百合，百合的莖和花都能入膳、入藥，老年人食用之後不但能提升機體抗病能力，還能保健、鎮咳、潤肺。

花卉的種類繁多，各有各的特色，在此不做一一介

紹，只是想告訴大家，養花既能養眼，又能養心，還可保健身體。

　　想要養好花卉，掌握基本的養護知識是必須的。學習養花知識，可以查閱相關資料和書籍，也可以向別人請教，或是參加專門種養花卉的知識學習班。花卉如人，也會出現喜怒哀樂等變化。在養護過程中，應該細心觀察，注意各個操作環節，不能太過隨意。

　　還要提醒大家注意，養花也有一些忌諱，需要格外注意：儘量避免香味濃烈的花卉、花卉數量不宜過多、儘量避免養有毒性的花卉。

　　再來說說養鳥，這一喜好從古代開始盛行，尤其是清朝的八旗子弟，提籠架鳥是身份的象徵。那麼養鳥究竟有什麼好處呢。家庭養的觀賞鳥中，有的叫聲高亢激昂，有的叫聲清靈流暢，有的叫聲甜潤婉轉，有的叫聲纏綿悠揚；鳥的羽毛有的繽紛如彩虹，有的素雅如蘭花，有的純淨如白蓮；鳥的活潑程度就更不同了，有的可以邊飛邊舞，有的可以表演才藝，有的能學舌逗笑……

　　老年人養鳥的時候為自己心愛的鳥買一隻舒適的鳥籠，每天逗逗鳥，餵餵鳥，遛遛鳥，在特定的時間拎著鳥籠子到環境清靜、優雅的地方遛鳥，整個人處在這樣的環境中身心舒暢，而且能在遛鳥的過程中鍛鍊身體，促進大腦活動，達到健身益智的目的。

　　鳥兒的羽毛非常漂亮，叫聲悅耳動聽，能帶給老年人喜悅感、滿足感，對精神健康大有好處，能激發老年人對大自然和生活的熱愛之情。

　　有了鳥兒的陪伴之後，老年人的生活就會充滿樂趣，少了寂寞和枯燥，進而消除其心理上的孤獨感。茶餘飯後遛遛鳥，或者教自己心愛的鸚鵡說話，既是消遣娛樂，又能解悶除煩。

　　老年人上了年紀之後由於身體原因不願意出門，不願意參加社交活動，在家是孤獨一人，出門又擔心交際的問題，無形之中縮短了交際圈子，不利於身心健康，而養鳥、遛鳥的過程中老年人可以跟那些和自己有共同愛好的人交流關於養鳥的認知和瞭解，不但能增長知識，還能擴大交際範圍，讓自己重新回歸到人群當中，並從中獲得快樂感。

　　最後說說養寵物，養寵物的過程中能激發老年人的愛心，與寵物產生心靈上的互動。寵物就像老年人的孩子，能帶給他們樂趣，化解老年人產生的負面情緒。寵物是老年人的「伴侶」「孩子」，在生活中扮演著不同的角色。

　　兒女、老伴不在身邊的時候，老年人可以和寵物散步、讀書、看電視等，和寵物之間的交流能彌補「空巢」產生的孤獨感。

　　寵物可以為老人提供陪伴、休閑和保護，毫無保留地給予愛和陪伴。老年人可以選擇養願意與人靠近乖巧的貓咪，聽話的小型犬或中型犬。

五、豐收的秋季，應該遠離疾病享受安逸

① 金秋一到，先防「秋乏」

　　秋季是從熱轉寒的季節，降水量逐漸減少，地氣清肅，氣候轉燥，人體表現出汗液蒸發快、皮膚乾燥、皺縮增多，口乾咽燥、口唇乾裂、眼睛乾澀、毛髮脫落增多、便秘等。

　　秋燥可分為溫燥、涼燥兩種，中秋之前，夏季的餘熱還沒有褪去，易表現出溫燥，主要症狀包括頭痛、少汗、口渴、心煩發熱、鼻咽乾燥、乾咳少痰，甚至會鼻衄。

　　中秋以後，天氣會逐漸轉涼，主要表現出涼燥，主要症狀包括惡寒無汗、鼻鳴而塞、口咽乾燥、胸滿氣逆等。不過不管是溫燥還是涼燥，都為燥邪，主要原因為津液損傷。

　　有句俗話叫「春困秋乏」，過了夏季的酷暑濕熱，很多人都會受「秋乏」的困擾。和秋季交接的「伏天」氣溫炎熱、濕度大，濕熱交蒸，導致身體大量排汗，水鹽代謝失調，氣隨汗液排泄，機體消耗掉大量的氣血、津液。並

且，夏季白晝長，天氣熱，睡眠品質就會降低，心神失養，臟腑功能降低，胃腸功能下降，飲食補充不能滿足生理需求，如此一來，炎熱的夏季一過，身體處在過度消耗階段。

進入秋季之後，夏季帶給人的消耗因素雖然減弱，可是氣血、津液的恢復是需要時間的，臟腑功能的恢復是個逐漸的過程，並且，秋燥當令，容易耗傷身體內的津液，機體對津液的需求更大，需要大量做功來滿足自身生理需求，在這個過程中會耗費大量能量，機體處在「邪雖去，正未復」的狀態，難免會疲憊、乏力，昏昏欲睡，很多時候雖然夜間睡得很好，可是第二天仍然精力不足，稍微活動就會疲乏、精神萎靡，表現出四肢乏力、精神淡漠、口舌乾燥、咽乾、鼻子乾等症狀。

《黃帝內經》上有記載：「秋三月，此謂容平……早臥早起、與雞俱興。使志安寧，以緩秋刑，收斂神氣，使秋氣平，無外其志，使肺氣清，此秋氣之應，養收汁道也。」意思就是說，秋季要早睡早起，確保充足的睡眠時間，早睡能養陰斂氣，早起利於舒展肺氣。到戶外呼吸新鮮空氣，有助於補充機體之津液，旺盛精力。秋季皮膚水分蒸發得迅速，肌膚外露會由於水分缺乏而粗糙，彈性會變差，甚至皸裂，所以秋季洗浴的時候要注意不能用鹼性過大的洗浴產品。

為了避免皮膚皸裂，洗浴之後要注意擦乾身體，及時塗抹護膚霜，如果口唇乾裂了，也不能用舌頭舔，因為用舌頭舔了以後，口唇會變得更加乾燥，可以塗抹些補水保

濕效果好的唇膏或直接塗抹芝麻油。

入秋之後，很多人會表現出大便乾燥之症，排便沒有規律，很多時候三四天排一次便，每次排便都非常痛苦，秋季之所以容易便秘，也是由於秋季氣候乾燥，燥邪傷津液，會使得腸道乾燥，誘發便秘。可適當吃些高纖維、清潤、酸味的食物，多喝水，少吃油膩、辛辣之品，避免胃腸疾病的出現。

湯是養生佳品，也可用於防秋燥，比如百合冬瓜湯、鯽魚湯、山楂排骨湯等都是非常不錯的滋陰潤燥湯。此外，枇杷、蜂蜜、芝麻、豆漿等都是不錯的潤燥食物。

秋季是大棗成熟的季節，多數人都知道大棗能補血，但卻很少有人知道大棗能寧心安神、益智健腦、提升食慾、除腥祛味、抗過敏、提升機體免疫力，有助於防治高血壓、骨質疏鬆、貧血等症，是非常好的滋補品。

秋季是運動的好時節，最適合秋季的運動是健步走，健步走能提升肺活量和膈肌強度，增強肺功能，與此同時，還可以排出身體中的廢氣，緩和慢性肺氣腫、支氣管炎等症。不過要注意，健步走不能太過疲勞，至微微喘氣即可。

② 初秋，注意腦中風

腦中風，是一種腦血管疾病，多見於中老年人。腦中風主要表現為腦內動脈狹窄，閉塞或破裂，而造成急性腦

血液循環障礙，由於發病突然，難以預測，致使死亡率和病殘率都較高。

大量的醫學統計資料表明，70%以上的中老年腦中風發生在秋季。因此，許多醫學專家把腦中風稱為「秋季神經科流行病」。

腦中風雖然是一種猝然發生的疾病，但是它也需要經過長時間的醞釀，才會最終導致疾病。而在疾病形成的過程中，往往會釋放出一些信號。如果瞭解這些信號，在秋季生活中積極採取有效的預防措施，就會大大減少危害，甚至將腦中風有效地控制和避免。

據調查發現，患者中約70%都出現某些先兆，突然眩暈或頭痛突然加劇，暫時性看不清、舌根發硬或說話不清，一側肢體突然麻木、乏力、活動困難；精神疲乏，頻打哈欠或噁心嘔吐；情緒無法控制，智力減退，無原因的疲憊嗜睡等。若發現上述先兆症狀，應及時就醫診治。

統計表明，一年之中最容易發生腦中風的季節是晚秋和早春，而發病高峰期就在氣溫短時間內降到0攝氏度時。心腦血管病患者每天都要注意保暖，同時注意收聽天氣預報，關注天氣的變化情況，當聽到氣象預報有大風降溫，以及氣溫可能下降到0攝氏度時，應及早添加衣服並服用抗凝血藥物。

曾經有過腦中風經歷的患者，要注意保養，防止復發。腦中風痊癒後在晚秋又容易復發，腦中風患者中有30%的患者是會再次復發的。有過一次發作的經歷後，便應當更加警惕。

那麼，如何預防秋季中老年人腦中風呢？

✽ 重視預防誘發因素

如高血壓病、高血脂症、糖尿病、動脈硬化、冠心病等，這些症狀是引發腦中風的根源。在腦中風患者中，90%以上患有高血壓，尤其是平時沒有明顯症狀而家族中有上述病史者，更應重視並加以預防。

✽ 重視高血壓的防治

重視高血壓的防治可使腦中風發病率降低50%以上。在科學合理地使用降壓藥、降糖藥、降脂藥以及軟化血管藥的同時，還要注意合理安排好生活，做到勞逸結合，保證充足的睡眠，重視防寒保暖，避免情緒波動，防止過度疲勞和劇烈運動。

✽ 秋季日常膳食宜清淡

多食新鮮蔬菜、水果等富含維生素的食物，戒除菸酒等。

✽ 不要採取單一的預防措施

腦中風的致病因素有很多，氣候的變化只是增加了發病的概率，而不是發病的根本原因。

因此，預防和治療腦中風時不能採取單一措施，而是應當將以上幾種方法結合起來。

3 秋季防治哮喘，不鬆懈

在當今社會，哮喘是一種的常見呼吸道疾病。

通常意義上說，哮喘是比較溫和的，只要進行簡單的治療就可以治癒，即使是非常嚴重，經過細心的調養，也是可以治癒的。

哮喘病最擔心的就是延時治療，一旦延誤就可能發展成肺心病、肺氣腫、呼吸衰竭、心臟衰竭，甚至窒息死亡。另外，哮喘患者的身邊必須有人照顧，否則很容易出危險。

從中醫的角度講，哮喘是因為肺、脾、腎三臟功能出現問題，致使體內的津液淤積而成「宿痰」，一直在肺中潛藏。如果這個時候出現一些小症狀，比如外感風邪、暑濕等寒氣或是飲食不適、過度疲勞等，這些「宿痰」潛藏在肺部，就會伺機而動，阻塞我們的肺氣，引發哮喘。

更直白地說，哮喘的成因就是「宿痰內伏」，就如《症因脈治・哮病》中記載：「哮病之因，痰飲留伏，結成窠臼，潛伏於內。」中醫講，肺依托百脈，可以有效推動血液的運行。哮喘患者假若是肺功能非常差，就會出現血瘀；哮喘發作的時間長了，肺氣也會出現損害，氣虛血弱無法正常地運行血液，也會出現血瘀的症狀；痰瘀，即痰之間相互黏結，導致哮喘病反覆發作。因此，肺、脾、腎三臟氣血的失調，導致經絡瘀阻，是哮喘病最為主要的

原因。

哮喘的類型可以分為寒哮和熱哮，如果將類型搞混，不僅起不到治療的作用，還會讓病情加重。

治療寒哮應該溫化散痰，治療熱哮應該祛痰清熱，千萬不要混亂用藥。那如何進行區分呢？

有一個很簡單的方法，假若患者的痰是色淡清稀的，並且有肢冷的感覺，那麼就是寒症的哮喘，應該採用射干麻黃丸；如果患者痰的顏色是黃稠或是白黏的，並且面紅耳赤、全身發燙，那就是熱哮的症狀，就應該用止咳定喘口服液。

哮喘病如果剛吃完藥又發作了，該怎麼辦呢？

可以按揉手掌上治療哮喘的穴位——咳喘點。咳喘點位於食指、中指分叉處的手掌上約1公分的地方，哮喘發作的時候按揉這個地方，哮喘就會得到緩解，也可以採用艾灸的方法，感到發燙的時候，將艾條移開，過一會兒，再進行艾灸，艾灸以後哮喘就會得以緩解。

另外，三間穴和肺點穴也有治療哮喘的作用。哮喘病發作的時候，按揉咳喘點的同時，還可以對這兩個穴位進行按揉。

經常對這兩個穴位按壓、揉搓，不僅可以止咳，還能有效治療哮喘。

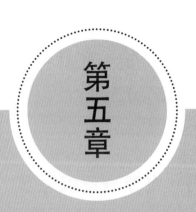

第五章

養精蓄銳，
　　　冬季要滋補身心

一、冬季養好腎，身體的根基才牢固

① 養好腎，冬季要避鹹忌寒

　　許多動物在寒冷的冬天會冬眠，這並不是因為它們怕冷，而是因為冬季食物匱乏，冬眠可以減少能量的消耗，使它們得以安全地度過冬天。人也要順應季節的變化，選擇合適的保養方法。

　　冬天天寒地凍，萬物肅殺，是生機潛伏閉藏的季節，因此，冬季養生應當順應自然界閉藏的規律，抑制情志活動，保持精神的安定，含而不露，避免煩擾，使體內的陽氣得以潛藏。

　　冬季保養，首先要養腎，腎在五行之中對應著水。中醫所說的「腎」，是中醫臟象學說中的概念，它指的並不僅僅是具體的腎臟器官，還包含了腎精、腎氣、腎陰、腎陽等多種概念，相當於西醫中的泌尿系統、內分泌系統、生殖系統、呼吸系統等多個系統。

　　西醫認為腎的主要功能是泌尿功能，中醫則認為「腎」在生殖系統上的功能更為重要。一般認為，腎功能

好，生殖能力就強。此外，中醫上的「腎」還關係到人的中樞神經系統，認為一個人腎氣充足，則他的頭腦靈活、思維敏捷。

中醫認為腎是人體的先天之本，腎主藏精，主生長發育和生殖，生命的基本物質藏於腎中。在自然界中，生命是一個生、長、化、收、藏循環往復的過程，人體也不例外。這五種功能分別與人體的五臟相對應，即肝主生、心主長、脾主化、肺主收、腎主藏。所謂的「先天」，指的就是腎精。

人就好比一棵大樹，到了冬天，樹葉掉落，支撐成長的物質和能量聚集到根部，埋藏在地下，為來年的生長儲備力量。一棵樹能否在春天抽出綠芽，能否在夏天枝葉繁茂，能否得到在秋天再次落葉，都要取決於冬天儲藏的能量是否充足。樹根扎得越深，收藏的能量越充足，生命力就會越旺盛；相反，樹根扎得越淺，收藏的能量越少，樹的生命力就越脆弱。

人體也是一樣，人的生、老、病、死是由腎精決定的。幼年時期，腎精稀少，逐漸充盈，行動能力較弱；到了青壯年，腎精充盛，達到頂點，人的體格壯實，筋骨強健；到了老年，腎精衰竭，形體衰老，逐漸走向終點。

一般情況下，年輕人是沒有必要為了補腎而專門服用保健藥品的，因為年輕人的潛質較高，即便出現腎虛的症狀，也可以很容易地由運動、飲食和休息進行補充。老年人可以適當進補，但是藥物調理只能當作輔助，起根本作用的仍然是運動、飲食和休息。

2 手腳冰涼，要好好補腎了

女性畏寒怕冷，從中醫的角度上講，是「腎陽虛」，腎陽虛和甲狀腺功能衰退有著密切的關係。

那麼為什麼甲狀腺激素水平下降就會畏寒怕冷呢？因為甲狀腺激素能夠促進人體能量代謝，產生熱量。一旦人體內甲狀腺功能衰退，甲狀腺的分泌就會下降，人體產生熱量的水平就會下降，熱量降低，人體的陽氣自然會降低，身體軀幹得不到溫暖，患者就會發冷，四肢冰冷。

可能有些患者的甲狀腺激素水平正常，而促甲狀腺激素水平確定升高了，可以理解為此症狀為甲狀腺功能衰退早期，患者同樣會出現怕冷症。

以下推薦了一個治療手腳冰涼的老偏方。

【具體做法】取人參、黃耆各15克，甘草10克，倒入溫水當茶飲用，每天飲3次，一個月為一個療程，經過1～3個療程之後，手腳冰涼就能夠得到改善。

在此方劑之中，人參和黃耆均為補氣佳品，甘草可治臟腑寒熱邪氣、堅筋骨、長肌肉、增氣力、解毒。三味藥一同服用，補氣之功更甚，同時可補充人體正氣、陽氣，使得怕冷、手腳冰涼症狀逐漸消失。

從現代醫學的角度上來說，甲狀腺功能的衰退通常和自身免疫紊亂有著密切的關係。人體免疫系統出現問題，將甲狀腺當成敵人，並與之對抗，使得甲狀腺細胞受損、

數量減少，甲狀腺激素的分泌量自然就少很多。

　　人參、黃耆、甘草三味藥都能夠調節人體免疫力，同時保護甲狀腺，促進甲狀腺細胞自我修復的過程。此外，人參之類的補氣藥物具有一定的興奮作用，能夠刺激存留的甲狀腺細胞活性，讓它分泌出更多的甲狀腺激素。

　　這款湯藥的主要功效就是補充甲狀腺激素，同時對甲狀腺進行針對性調理，雖然見效速度較慢，但是堅持服用收效甚佳。

　　導致甲狀腺功能衰退的原因有很多，如高血糖，本身就可能會對甲狀腺產生毒害作用，還可能會由於下丘腦、垂體等器官病變而出現甲狀腺功能衰退症狀。所以，甲狀腺功能衰退已經出現，就要及時有針對性地進行治療，只有這樣才能收穫良效。

　　此外，人參、黃耆、甘草等均可能會導致血壓升高，所以，高血壓、腎功能不全的患者一定要慎用此方劑。

③ 鞏固腎氣、強筋壯骨摩耳法

　　一個人的腎臟是否健康，在很大程度上取決於腎氣是否充盈。曾經有人把腎氣與腎的關係比喻成汽油與汽車的關係。當人體的腎氣不足時，腎臟就會因為能源不足而出現各種各樣的問題。通常情況下，先天腎氣充盈的人身體很好，而且也不容易生病，反之，先天腎氣不足的人，就容易被各種疾病困擾。

那麼，我們如何才能夠判斷自己體內的腎氣是否充足，身體是否健康呢？中醫治病講究的是「望聞問切」，有經驗的中醫往往可以從一個人的面色看出他的身體情況，耳朵在很大程度上也可以反映我們的腎臟情況。

中醫觀察耳朵是協助醫生診斷疾病的一個重要方法。中醫有這樣一句話「耳堅者腎堅，耳薄不堅者腎脆」。從這句話我們可以看出，耳朵是腎的外部表現。在一定程度上，我們可以把耳廓較長、耳垂組織豐滿看成是腎氣盛健的一種徵象。

而在西方，醫生也普遍認為耳朵當中隱藏著很多訊息，由耳朵可以看出一個人的性格和天賦，甚至他的健康狀況。

這種說法其實是有一定道理的，因為耳朵不是一個孤立的器官，它和全身經絡及五臟六腑存在著緊密的聯繫。事實上，人體各器官組織在耳廓上都有著相應的刺激點，一旦某個器官組織發生病變，那麼耳朵上與之相對應的某個特定部位，也就是中醫所說的穴位，就會產生一定的變化和反應。這個時候，我們只要刺激某個耳穴，就可以診斷和治療體內相應部位的疾病。

俗話說：「腎主藏精，開竅於耳。」治療腎病的穴位有很多在耳部，因此經常進行雙耳鍛鍊法，自然可以起到健腎壯腰、增強聽覺、清腦醒神、養身延年的作用。

下面教大家一些具體的小方法，只要每天抽出3～5分鐘按摩自己的耳部，就能夠讓自己的腎氣一天天充盈起來。

❀ 全耳按摩法

雙手的掌心相互摩擦發熱之後，向後按摩雙耳正面，之後再向前反折按摩背面，這樣反覆按摩幾次，能夠有效疏通經絡，對腎臟及全身臟器都具有一定的保健作用。

❀ 雙手掩耳法

兩手掌掩兩耳廓，手指托後腦勺，用食指壓中指彈擊24下，此時可以聽到「隆隆」的聲音。這樣的刺激能夠活躍腎臟，有健腦、明目、強腎的功效。

❀ 雙手掃耳法

用雙手把耳朵由後面向前掃，這個時候我們可能會聽到「嚓嚓」的聲音。每天我們可以進行幾次，每次20下，長期堅持就能夠強腎健身。

❀ 雙手拉耳法

左手過頭頂之後向上牽拉、揉捏、摩擦右側耳朵數十次，直到局部發熱發紅為止。然後換成右手對左耳進行同樣的按摩動作。

這個鍛鍊方法具有鎮靜、止痛、清腦明目、退熱、養腎的功效，還能促進頜下腺、舌下腺的分泌，減輕喉嚨疼痛，可以治療慢性咽炎，同時還能防治高血壓、失眠。

❀ 提拉耳垂法

我們將雙手食指放在耳屏內側後，用食指、拇指自內向外提拉耳屏、耳垂，手法應由輕到重，牽拉的力量以不感疼痛為限，每次3～5分鐘。

這個方法不僅可以健腎，還可以治療頭昏、頭痛、神經衰弱、耳鳴等。

❀ 搓耳輪法

雙手握成空拳之後，用雙手拇指、食指沿耳輪上下來回推擦，直至耳輪充血發熱。每天早晚各進行1次，每次50下。這個按摩法具有強腎、健腦、聰耳的功效，還可以防治心慌、胸悶、頭痛、頸椎病、腰腿痛、陽痿、便秘、尿頻等。

❀ 搓彈雙耳法

用我們的雙手分別輕捏雙耳的耳垂，再搓摩至發紅發熱。然後揪住耳垂往下拉，再放手讓耳垂彈回。每天2～3次，每次20下。這個方法不僅可以健腎壯腰、補腎陽，還能夠促進耳朵的血液循環。

以上介紹的幾種方法簡單易學、便於操作，而且對於腎臟有很大的裨益。大家可以根據自己的身體情況，選擇適合自己的方法長期堅持。

二、寒冬宜溫補，好身體吃出來

① 冬季滋補，飲食為先

　　冬季需要食用溫熱性食物，不宜食用寒涼性食物，以改變患者的虛弱狀態，增強身體的抗病能力。這是對個人健康的一份投資。

　　冬季進補必須從實際出發，根據個人胃腸功能具體情況而定，進補才能收到效果。在選用補藥及食物時，還需注意補藥的效力，有峻補和緩補之分。峻補類藥物如人參、鹿茸等，應少用、慎用，必須使用時也應遵照醫囑並嚴格控制劑量。中醫認為，秋季進補宜「容平」，冬季進補宜「封藏」，這是秋冬進補的基本原則。

　　中國人的傳統飲食習慣以五穀為主食，水果為輔助，肉食為營養，蔬菜為補充，整體上來說，還是比較合理的。冬天的飲食以熱食為主，要保證食物中有足夠的能量，這是最有效的保持體溫的方法，以便維持正常的生理功能。同時也要預防微量元素的不足，一般來說，一個人只要不偏食，能吃豆、肉、蛋、奶等食物，就可滿足對

鉀、鈉、鐵等元素的需求。如果特別缺乏維生素，冬季可以多吃一些根莖類蔬菜，如胡蘿蔔、藕、薯類等，因為這類食物中的維生素種類豐富且含量較高。

為防治骨質疏鬆，還可適當吃些豆類、花生、牛乳、蝦皮、牡蠣、蛤蜊等含鈣較多的食物。

補充食物的同時，也要注意補充足夠的水分，由飲食防止皮膚乾燥。許多地區冬季氣候乾燥，容易出現諸如皮膚乾燥、皸裂、口角炎、唇炎等。因此，在冬季飲食中，補充足夠的水分是十分必要的。

冬季進補，還需要注意清理胃腸。這是因為人們食用了許多不易消化的食物，例如羊肉、牛肉等，尤其是春節期間，幾乎每天都要大魚大肉。有的人因此便秘，內火重，往往幾天或一週才排便一次，嚴重影響身體健康，所以要經常清理胃腸。

平時應當減少高熱量食物的攝入量，多攝取維生素、礦物質和水分。許多蔬菜和水果本身富含營養物質和水分，又富含膳食纖維，對排毒養顏有很好的幫助，例如蜂蜜、奇異果、柑橘、蘋果、葡萄、鳳梨、香蕉、黃瓜、菠菜、木耳、海帶、捲心菜、茶葉和蘆薈等。

排毒聽起來很簡單，其實對人體健康有很大的影響。人體功能如果不能正常運行，就會牽涉很多的器官，就會給肌膚帶來不必要的麻煩。

不規律生活是產生毒素的最大原因，會讓人出現各種各樣的病症，經常熬夜加班，對人的皮膚有巨大的危害。同時，不按時睡覺，還會造成身體毒素的沉積。家庭自製

食療配方可美白養顏、抗衰老，減少皺紋產生及色素沉積，對人體健康有很好的療效。

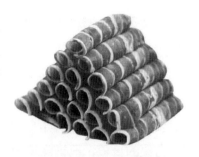

❋羊肉

羊肉是冬季的理想食品，在南方和北方都很受歡迎，大菜、小菜、火鍋都可以用羊肉來搭配。羊肉的烹製多在冬季進行，是大眾認可的禦寒暖胃菜餚，也是傳統冬令進補的佳品，《本草綱目》中記載，羊肉能補中益氣，開胃健力。在北風呼嘯、手腳冰冷的季節，食用一頓流香四溢的羊肉，可以袪寒生暖，補氣旺血，增強抗寒能力。羊肉所含的熱量比牛肉還高，冬天吃羊肉可促進血液循環，改善因陽氣不足而導致的手足不溫、畏寒怕冷等。羊肉中鐵、磷的含量比其他肉類高，適於各類貧血患者食用。婦女、老年人氣血不足、身體瘦弱、病後體虛等，冬季不妨多吃羊肉，可養氣血、補元陽、益腎氣、療虛弱、安心神、健脾胃、禦寒氣、健體魄。

❋大白菜

大白菜營養豐富，除了含有維生素C、鈣、磷、鐵以外，還含有一定量的蛋白質、脂肪、糖和維生素B_2。經常食用大白菜，對預防老年性動脈硬化和心血管疾病大有好處。大白菜中的維生素C對胃及十二指腸潰瘍也有一定的治療作用。

蔬菜是人體維生素的重要來源，冬季蔬菜缺乏，綠葉菜更少，大白菜便成了家庭餐桌上的重要角色。大白菜經過長期儲存，所含的維生素含量也不會降低多少，能夠為人體的生理需要提供重要的營養補充。因此，冬季食用大白菜是很好的選擇。如今，一到冬季就全民動手大量儲存大白菜的景象，已被商場內琳瑯滿目的應時鮮菜所取代。但是，在雞、魚、肉、蛋的膳食中，經常食用大白菜，也會讓人清香爽口，利胃保腸，對促進人體健康極為有利。

❋ 鴨肉

鴨肉性寒，卻有滋補養胃的功效，食療價值極高，南北皆宜。現代人的生活比較富足，在冬季能夠補充大量的溫熱性食物，但是許多人往往因為缺乏合理飲食的觀念，容易出現陽氣過盛，從而導致「上火」。

食用鴨肉，正是為了中和體內的溫熱之氣。鴨肉中的脂肪酸熔點低，易於消化。所含 B 群維生素和維生素 E 較多，能有效抵抗神經炎和多種炎症。鴨肉中含有較為豐富的煙酸，它是構成人體內兩種重要輔酶的成分之一，對心臟疾病患者有保護作用。

在烹飪鴨肉時，可以和其他一些食物進行搭配，以獲取更好的食療效果。例如鴨肉和山藥搭配，鴨肉滋陰養胃、清肺補血，山藥益氣養陰，健脾益胃，同食可健脾止渴、固腎益精；鴨肉和生薑搭配，鴨肉滋陰補血，生薑味辛性溫，一起烹調，有降火的功效，且可促進血液循環；鴨肉和芥菜搭配，鴨肉可滋補陰液、利尿消腫，芥菜可宣

肺化痰、溫中理氣，兩者搭配，具有滋陰宣肺的作用，對營養不良、咳嗽痰滯及虛性水腫等有一定的輔助食療效果。

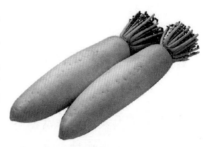

❋ 白蘿蔔

民間有句俗語，叫作「冬吃蘿蔔夏吃薑，賽過神醫開藥方」。生薑辛熱，蘿蔔甘寒，在炎熱的夏季吃薑，寒冷的冬季吃蘿蔔，看起來很不合理，其實很好理解。夏天氣溫高，自然界的陽氣充足，應該是容易上火的季節；而冬天氣溫低，自然界陰氣充足，正應當補充元陽才對。可是蘿蔔性涼，是下氣的食物，而生薑性熱，是補陽的食物，這樣一來豈不是弄反了嗎？其實不然，在夏天，我們經常會聽人說「上火了」，但是實際並沒有幾個人真的上火，反倒是在寒冬臘月，倒是有不少人真的出現口角潰爛，這是什麼原因呢？冬天寒冷，體表溫度低，但是體內的溫度不會發生變化，於是形成一種外冷內熱的狀況。加上冬天天氣乾燥，特別是在暖氣房或空調房裏，空氣更加乾燥，容易造成體內的燥熱。

另外，一到冬天，人們的活動量變小，但是補充的能量卻增多了。尤其是在過年時，大魚大肉頓頓必不可少。肥膩的肉食在胃裏最容易產生內熱，補充的肉食超過了脾胃的消化能力，就會對身體產生不利影響。冬天吃蘿蔔，原因就在於蘿蔔能夠解熱性。

② 小米粥，寒冬離不開的美味

　　小米，大家一定非常熟悉，日常食用得也比較多。中醫上認為，小米味甘、鹹，性涼，入腎、脾、胃經，具有健脾和胃、補益虛損、和中益腎、除熱、解毒等功效，主要治療脾胃濕熱、反胃嘔吐、泄瀉等症狀，還具有消渴的作用。《本草綱目》中提到小米具有「治反胃熱痢，煮粥食，益丹田，補虛損，開胃腸」的功效。

　　現代醫學研究發現，小米中的蛋白質、脂肪、糖等營養物質含量要高出大米很多。大多數穀物中是不含胡蘿蔔素的，但是小米中的胡蘿蔔素的含量卻比較豐富，維生素B_1的含量位於穀類之首。除此之外，小米中不含麩質，因此，食用小米不會刺激腸道內壁。同時，小米中含有比較溫和的纖維質，很容易消化吸收。

　　小米中的鐵質含量也是比較豐富的，女性經常食用小米，能夠起到補氣養血的作用。中國北方的女性在產後經常會喝一些小米粥，小米粥素有「參湯」的美稱，可見小米粥營養價值很高。

　　以下介紹幾種補氣養血的小米粥的做法。

【原料】小米100克，紅糖10克。

【做法】將小米淘洗乾淨後放入鍋中，加適量的水，

像往常煮粥一樣，以煮至出現米油為佳，加入紅糖，就成了濃米湯。

【功效】小米具有健脾養胃、補充後天身體功能的作用；紅糖色赤入心養肝，能夠迅速補充人體內的氣血，是補虛的良方。

綠豆小米粥

【原料】綠豆3克，小米、玉米渣各20克，南瓜100克，大棗3枚，花生10粒。

【做法】

①將綠豆、小米、玉米渣、大棗、花生清洗乾淨，南瓜洗淨去皮，切成小塊；

②將處理好的除了綠豆的食材放入鍋中，加適量水熬粥，為了防止溢鍋可以加入一些食用油，熬約10分鐘後再加入綠豆繼續熬，熬到南瓜熬爛、綠豆開花即可。

【功效】營養很豐富，具有補中益氣、和脾益腎的功效，也有助於美白、排毒，對於那些由於消化不良、食慾不佳而面色無華的女性來說效果更佳。

百合小米粥

【原料】乾百合50克，乾銀耳20克，大棗6枚，花生30粒，小米1紙杯，冰糖3～5塊。

【做法】

①將乾百合和大棗清洗乾淨後放到清水中泡發，將花生除掉外皮，小米淘洗乾淨後放到清水中浸泡30分鐘；

②將銀耳放到清水中泡發，去蒂後摘成小朵，沖去上面的雜質，瀝乾，備用；

③將小米、銀耳和花生放入鍋中，加入適量的清水攪拌均勻，大火煮沸；

④改用小火慢燉40分鐘左右，在熬煮的時候，要不斷地用勺子翻攪，防止小米黏鍋；

⑤等到小米熬濃稠，再添入一些水稀釋小米粥，然後繼續熬，再將大棗和百合、冰糖放到鍋中，加入適量的水後用小火煮30分鐘左右，即可。

【功效】具有健胃除濕、和胃安眠、清熱解渴的功效。

花生小米粥

【原料】小米、花生仁各50克，紅小豆30克，冰糖、糖桂花各適量。

【做法】

①將小米、花生仁、紅小豆放到清水中浸泡4小時後淘洗乾淨，備用；

②將花生仁和紅小豆放入鍋中，加入適量的清水後用大火煮沸，再轉用小火煮30分鐘；

③將小米放入鍋中，煮到米爛，花生仁和紅小豆酥軟後再加適量的冰糖、糖桂花，即可。

【功效】具有清熱解毒、和胃消腫的功效。

小米淮山藥粥

【原料】淮山藥、小米各100克，白糖適量。

【做法】將淮山藥清洗乾淨後搗碎或切成片狀同小米一起熬煮成粥，煮熟後加入適量的白糖調勻，即可。

【功效】具有健脾止瀉，消食導滯的功效。

黃豆小米粥

【原料】

黃豆50克，小米100克，白砂糖10克。

【做法】

①將黃豆和小米分別磨碎，將小米漿放入盆中沉澱，漉去冷水，用開水將其調勻，將黃豆漿過篩、去渣；

②在鍋中加入適量的清水，用大火燒沸，然後將黃豆漿放入鍋中，等到再次煮沸後放入小米漿，用小火慢慢熬煮；

③等到米爛豆熟後加入適量的白糖進行調味，即可。

【功效】具有補身養虛的功效。

③ 冬食蘿蔔保健康，不用醫生開藥方

蘿蔔又名「萊菔」「蘿服」，有「小人參」之美稱。《本草綱目》中記載蘿蔔能「大下氣、消穀和中、去邪熱氣」。指出蘿蔔有健脾和胃、調暢氣機、防病治病的效

果。

蘿蔔是餐桌上不可缺少的食材，可以涼拌、紅燒、煲湯、炒菜。紅燒蘿蔔柔嫩酥滑，可口清爽，能起到消食降火的功效，咽喉腫痛、腹脹積食、牙齦腫痛的人，冬季不妨多吃一些蘿蔔。

先將3個蘿蔔清洗乾淨，蔥3根，香菜3根，醬油、食用油、糖、胡椒粉、鹽適量。蘿蔔切成小塊，將香蔥、香菜洗淨切成碎末；先倒入食用油，待油燒至七成熱時，放入蔥末煸香；然後倒入蘿蔔塊，並放入少許醬油，翻炒一下；加入少許糖，煮沸後轉用小火煨至酥軟；加入少許胡椒粉、鹽，撒上香菜末翻炒均勻即可裝入盤中。

蘿蔔排骨湯可以活血理氣、滋補胃腸，還可以緩解消化不良、眩暈頭痛、胃腸蠕動緩慢的現象。準備排骨200克，生薑1塊，蘿蔔2個，蔥2根，黃酒、鹽適量。先將薑切成片，將蔥切成碎末，蘿蔔切成小塊，排骨洗淨，剁成小塊；然後將排骨塊放入鍋中，加入足夠的清水，水量應該高過排骨的高度，放入薑片、蔥末，用大火煮沸，然後改為文火煮；放入蘿蔔塊，用大火煮沸後，轉小火煮熟後即可關火；放入蔥末和少許鹽即可食用。如果有足夠的時間煲湯，可以慢慢煨兩三個小時，時間越久蘿蔔排骨湯越香濃，營養更豐富。在燉蘿蔔排骨湯時，一開始就要把水加足，否則中途加水營養會流失，而且影響湯的口感。

冬季喝蘿蔔葉茶能夠淨化血液，排毒養顏，如果堅持每天喝一杯，可預防皮膚乾燥、皸裂、生凍瘡等，同時讓肌膚更加潤澤。

　　將蘿蔔葉洗淨，然後在陽光下曬3～4天。每次取30克蘿蔔葉加入鍋中，加入1000毫升清水。先以大火煮沸，轉小火煮10分鐘，晾涼後飲用。如果不太喜歡蘿蔔葉茶的味道，可以在裏面放入冰糖或蜂蜜改善口感。

　　要注意的是，服用人參、西洋參、生熟地、何首烏等滋補藥物時，不能與蘿蔔同時食用，以免藥效相反，無法達到補益的作用。許多人常將蘿蔔和胡蘿蔔同食，尤其在涼菜的搭配上，這種搭配方式是非常不合理的，應避免同時食用。若要一起吃時，最好以陳醋調和，以幫助身體吸收營養。由於蘿蔔為寒涼蔬菜，因此脾胃虛寒的人不應該食用過多的蘿蔔，最好不要生食。

4 大棗，溫補身體正合時

　　一些人說大棗皮會黏在腸壁上面，產生一些毒素。其實這種說法是不正確的，如果我們經常吃棗不吃棗皮的話，就起不到大棗的補血功效，而且會失去部分營養物質。

　　雖然大棗具有補血的作用，可是實際上，主要起到補血作用的就是大棗的皮，而大棗的肉更多的是起到補氣的作用。換句話說，棗肉補脾，棗皮補心。

　　很多人認為大棗應該多吃，這其實也是不科學的。大棗是不能夠多吃的，尤其是在所有的補血食品當中，大棗必須要慎吃。

　　因為大棗很容易生濕熱，吃太多就會出現牙疼、上

火、生痰等情況，甚至有的人還會因此發胖。

另外，吃大棗也是要分清體質的。瘦弱、不容易上火的人，可以經常吃一些；但是本身體質濕熱、肥胖的人則不建議多吃大棗。

生活中，很多人都會出現無緣無故發濕疹、上火的情況，而且大多把這種情況歸結於吃了辛辣的食物，這種說法是片面的。比如，有的人總是認為吃辣椒會上火，可是辣椒一般是不會讓人上火的，反而是大棗更容易讓人上火。少量的大棗可以起到健脾的效果，但是太多反而會傷害我們的脾胃。

那麼，我們怎麼吃大棗才正確呢？比如在中藥裏面，經常會選擇大棗來配伍，因為大棗具有調和藥性的功能，而且它還可以保護脾胃。我們經常會看見醫生在中藥方裏加入大棗，其目的就是用大棗來調和其他藥物的藥性，避免藥物傷害到脾胃。

想由食療治小孩子感冒，就用生薑、蔥白等煮水，建議加入幾顆大棗，可以保護孩子的脾胃。但是痰多的情況下，最好不要添加大棗。

用藥如此，飲食也是同樣的道理。吃大棗最好少吃一點，還應該和其他食物一起搭配。

大棗生濕，生薑祛濕；大棗止汗，生薑發汗；大棗補氣，生薑升散，這樣就不至於讓氣血滯住。而且大棗和生薑搭配在一起，可以有效調節人體的消化功能，增強身體的抵抗力，對於氣血虛弱、怕冷的人而言，經常喝大棗生薑湯是非常有好處的。

大棗生痰，但是陳皮化痰，大棗吃太多會讓我們感覺腹脹，食慾下降，而陳皮則可以很好地消除這種脹氣，還能開胃，並且大棗和陳皮都具有健脾的功效，因此，對於脾胃虛弱的人而言，在吃大棗的時候最好能夠搭配著陳皮來吃。

如果想要用大棗熬粥的話，和小米搭配是最合適的，因為小米是涼性的，和大棗一起熬粥不會讓人產生胃熱。

如果吃大棗上火，那麼可以選擇吃小棗。怕上火或者是肥胖的人可以多吃一些小棗。大棗更偏向於補脾，小棗則更偏向於補心。

選擇吃小棗的話，給大家推薦一個好辦法，那就是把小棗炒焦。我們可以先把乾的小棗洗乾淨，曬乾，再放到鐵鍋裏面乾炒，等炒到小棗的外皮發黑之後，盛出，密封好。完全可以用其來煮水，或者是沖泡，而且小孩和大人都可以食用，又能讓小棗能夠最大程度被消化。

炒過的小棗，皮會有一些發黑，千萬不要扔了，這是炒小棗功效最好的部分。小棗皮炒焦後，具有健脾、助消化的作用，而且補血的效果會更好。

⑤ 板栗，男人的「補腎之果」

板栗，也稱栗子，有「乾果之王」的稱號，也是補腎氣必不可少的食物。在《名醫別錄》中有這樣的記載：「栗子主益氣，厚胃腸，補腎氣，入脾腎經。」蘇轍也寫

　　過稱頌栗子食療功效的詩：「老去自添腰腳病，山翁服栗歸傳方。客來為說晨興晚，三咽徐收白玉漿。」

　　栗子味甘、性溫、無毒，入脾、胃、腎三經，有「益氣補脾、厚胃腸、補腎強筋、活血止血」的功效，鮮栗子中的維生素C的含量非常豐富，礦物質的種類也非常全面，有鉀、鎂、鐵、鋅、錳等。隨著年齡的增大，女性的陽氣會逐漸衰退，出現腰膝酸軟、四肢疼痛、牙齒鬆動等症狀，這些都是由於腎氣不足導致的，所以要從補腎入手，而食用栗子就是可行方法之一。

　　栗子的補腎功效在很多藥典中都能找到依據，如《千金方‧食冶》中介紹栗子時說：「生食之，甚治腰腳不遂。」強調了栗子生吃的好處。四季中，腎對應的是冬季，冬季主藏，恰巧符合腎藏精的特性，所以冬季養腎能夠起到事半功倍的效果。

　　除此之外，五色之中腎對應的是黑色，我們可以將黑色理解為深色的東西，栗子也就包括在內了。所以，如果是因為腎陰虛而出現腰酸腿疼、尿頻、月經不調等症狀，可以吃栗子來緩解。多吃栗子還能夠維持牙齒和骨胳的正常生長，能夠防止骨質疏鬆、筋骨疼痛。

　　栗子的吃法很多，可以生食、熟食、糖炒，也可以做菜或是加工成各種食品，如糕點、栗子粉等。用栗子熬粥

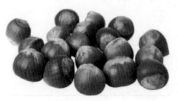

有健脾胃、增進食慾的功效，適合於脾胃虛寒的人食用。

　　以下介紹幾種有關栗子的美味菜餚。

栗子糕

【原料】栗子、糯米粉各100克，白糖60克，瓜子仁、松子仁各適量。

【做法】將栗子去殼後用水煮爛，加適量的糯米粉和白糖，揉勻後放進蒸籠中蒸熟，出籠前撒上瓜子仁和松子仁，即可。

【功效】栗子糕鬆軟可口，具有健脾胃、強筋健骨、補虛、補氣的功效。

栗子山藥薑棗粥

【原料】栗子、大棗各30克，山藥60克，生薑6克，大米100克，紅糖適量。

【做法】

①將大米淘洗乾淨，栗子清洗乾淨後去皮，山藥和大棗清洗乾淨，生薑清洗乾淨後切成片；

②將上述備好的食材一同放入鍋中，加適量的水熬粥，粥快熟時，加適量的紅糖調味，即可。

【功效】此粥具有養脾胃、補腎、止瀉的功效。

栗子燒大白菜

【原料】栗子150克，大白菜100克，白糖25克，水澱粉50克，醬油10克，精鹽3克，花生油適量。

【做法】

①將栗子清洗乾淨後放到鍋中，加適量的水煮，煮至

半熟時撈出，去殼，切成兩半；

②將大白菜清洗乾淨後切成段；

③將鍋置於火上，加適量的油，油熱後，加入切好的栗子，栗子炸好後，撈出瀝油；

④將鍋內剩餘的油燒熱，然後將大白菜段放到鍋中翻炒，放入栗子，加適量的清水、醬油、精鹽、白糖，用大火燒開再轉成小火燒至熟透，用水澱粉勾芡，即可。

【功效】具有補脾、益腎、止血的功效。

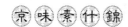

京味素什錦

【原料】木耳、芸豆、香菇、腐竹、胡蘿蔔、萵筍、馬蹄、栗子、冬筍各100克，枸杞子、榨菜各15克，薑、鹽、生抽（淡醬油）、糖、雞精、芝麻油各適量。

【做法】

①將木耳、香菇、腐竹分別泡發後清洗乾淨，木耳和香菇撕成小塊，腐竹切成小塊，薑切成片；

②將栗子皮切開，放到鍋中煮10分鐘後迅速放到清水中浸泡，剝去栗子皮；

③將馬蹄、萵筍、胡蘿蔔、冬筍清洗乾淨後去皮，切成小塊；

④將芸豆放到高壓鍋中煮熟，榨菜切成小塊後放到清水中反覆洗至鹹淡適中；

⑤將鍋置於火上，加入適量的芝麻油，油熱後，把薑片放到鍋中爆香，然後放入胡蘿蔔塊、腐竹塊、木耳塊、栗子、芸豆、榨菜塊、香菇塊、冬筍塊進行翻炒，將熟

時，加入適量的鹽、生抽、糖、雞精進行調味，再加入少許水，燜上10分鐘左右，加入萵筍塊、馬蹄塊、枸杞子，翻炒均勻，出鍋前淋入芝麻油即可。

【功效】營養全面，有強身健體的功效。

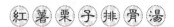

【原料】排骨1根，紅薯250克，栗子150克，蔥、薑、鹽各適量。

【做法】

①將排骨清洗乾淨切塊後放到開水中焯一下，除去血水和腥味，蔥切成花，薑切成片，栗子清洗乾淨後用刀將殼切破（注意不要切開）；

②將排骨、紅薯和栗子放到鍋中，加適量的水和蔥花、薑片，燉2小時左右，加適量的鹽，攪勻，即可。

【功效】具有養身暖胃的功效，非常適合冬季食用。

6 常食「黑五類」，腎臟底氣足

黑色食物主要指含有黑色素或帶黑色字眼的糧、果、菌類。常見的黑色食物包括黑米、黑豆、黑芝麻、紫米、黑香菇、紫菜、髮菜、海帶、烏骨雞等。

黑色食物關係著男性健康問題，從中醫的角度上說，黑色入腎，白色入肺，黃色入脾，青色入肝，黑色食物對腎臟的滋養、呵護更是被中醫所肯定。

在眾多食物裏面，黑色食物的補腎功效最佳，關注養生的人都會喜歡上黑色食物。黑色食物中通常富含微量元素、維生素。民間素有「逢黑必補」之說，由此可見黑色食物自古以來就備受人們推崇。

多吃黑色，不但能夠補腎養精，還具有保健、抗衰老之功。由於這些食物可以很好地滋補肝腎，所以食用過後可以在改善腎功能的同時補益其他臟腑。

我們的五臟六腑間相互關聯，其他臟腑要依靠腎精之滋養，臟腑調理好，人的氣血才得暢通，身體才能呈現出陰陽平衡之態，確保健康強壯。

下面介紹幾種常見的黑色食物及其功效。

❋黑豆

黑豆有補肝腎、強筋骨、暖胃腸、明目活血、利水解毒的作用，也可潤澤肌膚、烏鬚黑髮，黑豆中富含維生素、蛋白質、核黃素，B群維生素和維生素E的含量也非常高，有營養保健、防老抗衰、美容養顏、提升精子活力的功效。

黑豆枸杞粥

【原料】黑豆100克，枸杞子3～5克，大棗5～10克，料酒、薑汁、鹽各適量。

【做法】將上述食材洗乾淨，放入鍋中，開大火煮沸，之後轉成小火熬煮至黑豆熟爛，每天早晚各服1次。

【功效】補腎益肝。

✽ 黑木耳

黑木耳的營養非常豐富，它是非常珍貴的中藥材。《本草綱目》中提到，「木耳性甘平，主治益氣不饑等，有清肺益氣、活血益胃、潤燥滋補強身之效」。適合崩中漏下、痔瘡出血、久病體虛等症。

提醒大家注意，鮮木耳含毒素，不宜食用，曬乾後再泡發食用較安全。可以炒食，也可熬湯。挑選木耳時，應當選擇大小適度、體輕、色黑、無僵塊捲耳，味道清香、沒有雜質者。可以略取些黑木耳放到口中，若味道清香，則說明是好木耳；若有澀味，則說明用明礬泡過；有甜味說明用飴糖拌過；有鹹味說明用鹼水泡過。

黑木耳炒豬肝

【原料】豬肝250克，黑木耳25克，蔥、薑、黃酒、鹽、味精、芝麻油、豌豆澱粉、植物油各適量。

【做法】將黑木耳泡發，挑出雜質後撕碎，清洗乾淨；豬肝清洗後切薄片；蔥清洗乾淨後切末；薑清洗乾淨後切成絲；豌豆澱粉用水調和成水澱粉；豬肝用水澱粉芡攪拌均勻，之後放到沸水中焯一下，瀝乾水分；將鍋置於火上，倒入適量植物油，油溫燒至八成熱時，放入豬肝片，調入適量黃酒、蔥末、薑絲、鹽，煸炒至豬肝熟透即可；鍋底留油，開旺火，倒入黑木耳，炒至黑木耳熟透，將豬肝片倒入鍋中，調入適量味精、芝麻油，翻炒均勻即可。

【功效】補益肝腎。

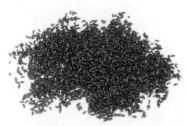

❊黑米

黑米有滋陰補腎、健脾暖肝、補血益氣、益智補腦、明目活血，可治療白髮、貧血、高血壓、神經衰弱、慢性腎炎等。中醫認為，黑米有滋陰補腎、明目活血、暖胃養肝、烏髮養顏、延年益壽之功。人們稱黑米為「藥米」「長壽米」，是歷代宮廷的貢品，外表墨黑油亮，營養豐富，適合體虛、腎虛者食用。

黑米最宜用來熬粥，熬粥前應當先放到水中浸泡，更易煮爛。淘洗黑米的過程中應避免揉搓，熬煮時，泡米水要同黑米一起熬煮，這樣就能夠充分保存其營養。

【原料】蓮子15克，桂圓3顆，黑米150克，冰糖適量。

【做法】將蓮子、桂圓、黑米一起放到砂鍋裏面，倒入適量清水，調入適量冰糖熬煮至熟即可。

【功效】養心血，益心神，經常食用可補血助眠、補腦益智。

❊黑芝麻

黑芝麻味甘，性平，入肝經、腎經、大腸經，有養肝腎，健腦潤肺、養血烏髮、堅筋骨、防衰老之功，是滋補之佳品。

現代研究表明，黑芝麻富含油酸、亞油酸、卵磷脂、維生素E、蛋白質、鈣、鐵等營養素。每天早晨起床和晚上臨睡前均可吃一小湯匙黑芝麻，每次吃20克左右，能夠治療肝腎不足、腎精虧虛引發的眼睛昏花、耳聾等。

黑芝麻大棗粥

【原料】黑芝麻20克，大棗50克，粳米100克，白糖適量。

【做法】取黑芝麻炒香，研成粉末，和大棗、淘洗乾淨的粳米一起放入鍋中，倒入適量清水燒沸，調入適量白糖，熬煮至熟即可。

【功效】補肝腎、烏髮。

✳黑棗

黑棗性溫，味甘，有平胃健脾、益氣生津、養心安神、補血助陽之功。黑棗富含蛋白質、糖、有機酸、磷等營養成分，能夠提升身體免疫力。

黑棗杞菟煲雞蛋

【原料】黑棗10顆，枸杞子25克，菟絲子15克，雞蛋1個，冰糖適量。

【做法】將鍋置於火上，倒入適量清水，放入枸杞子、用紗布包好的菟絲子、黑棗、雞蛋，煮15分鐘左右，撈出雞蛋，剝掉外殼，放進湯鍋繼續煮3分鐘左右即可。

【功效】補中益氣、養血、安神、明目、補腎益精、

滋陰潤燥。

7 烏雞，冬季補虛的佳品

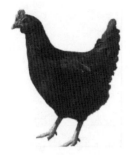

《本草綱目》中記載：「烏骨雞補血益陰。」女性以血為本，血對於女性來說是尤為珍貴的，女性的一生都要養血。烏骨雞，又名烏雞，藥雞。烏骨雞味甘、性平。歸肝、腎、肺經，具有補肝腎、益氣血、去濕熱的功效。

現代研究表明，烏骨雞中的銅、錳、胡蘿蔔素、維生素E、烏雞黑素等含量豐富，具有延緩衰老、抗誘變、增強身體免疫力的功能。

烏骨雞有補血養顏、延緩衰老的作用，下面介紹幾種滋補強壯的烏骨雞藥膳，對於病後體虛、年老體弱、體質虛弱者有調補的作用。

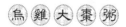

【原料】烏雞肉150克，大棗10枚，大米100克，鹽適量。

【做法】

①將烏雞肉清洗乾淨，切碎，大棗、大米清洗乾淨；

②將烏雞肉和大棗、大米一同放到鍋內，加入適量的清水，用大火燒開，然後轉為小火繼續熬煮成粥，加入少許鹽，即可。

【功效】養血止血、健脾補中。適合氣血津液不足、脾胃不和、心悸、脾虛便溏、產後或久病血虛體弱等患者食用。

筍菇炒烏雞

【原料】烏雞肉300克，冬筍、黃瓜各50克，水發香菇25克，雞蛋1個，植物油、醬油、料酒、花椒水、鹽、水澱粉、味精、清湯各適量。

【做法】

①將烏雞肉清洗乾淨後切成薄片，和雞蛋清、水澱粉放到一起，拌勻；

②將冬筍、香菇、黃瓜切成片；

③將炒鍋置於火上，加入適量植物油，等到油溫達到六成熱時，將烏雞肉片、香菇片、黃瓜片和冬筍片放到鍋中進行翻炒，然後加入適量的清湯、料酒、醬油、鹽、味精、花椒水進行翻炒至熟即可。

【功效】滋補五臟，增強體質，增強免疫力，延緩衰老。

當歸黨參燉烏雞

【原料】烏雞1隻，當歸、黨參各15克，蔥、薑、料酒、鹽各適量。

【做法】

①將當歸、黨參清洗乾淨，將烏雞清理乾淨，然後將當歸、黨參、蔥、薑、料酒、鹽放到烏雞的腹內；

②將處理好的烏雞肉放入鍋中，加入適量清水，開大火煮沸，再轉用小火燉至烏雞肉熟，即可。

【功效】益氣養血，補虛強身。適合血虛體弱、氣虛乏力、四肢困倦、脾虛食少者食用。

凍豆腐番茄燉烏雞

【原料】凍豆腐200克，白條烏雞1隻，番茄100克，植物油、料酒、鹽、味精、蔥花、薑絲、鮮湯各適量。

【做法】

①將凍豆腐解凍後清洗乾淨，壓出其中的水分，切成薄片，將白條烏雞切成塊，放到鍋中焯一下，撈出，瀝乾，番茄清洗乾淨後切成塊狀；

②將鍋置於火上，加入適量的植物油，等到油溫達到七八成熱的時候，將蔥花和薑絲放入鍋中爆香，然後放入白條烏雞塊，煸炒片刻後加入適量的料酒、鮮湯，燒開後撇去浮沫，轉為小火至燉爛，加入適量的鹽、凍豆腐片，再燉幾分鐘，放入番茄塊、味精，燒開，即可。

【功效】補虛強身。適合病後體虛、年老力衰或骨質疏鬆等患者食用。

花旗參片烏雞湯

【原料】烏雞1隻，大棗4～5顆，枸杞子15顆，花旗參片、參鬚各少許，生薑2片，鹽適量。

【做法】

①將烏雞清理乾淨後切成塊；

②將鍋置於火上，加適量的水，將烏雞塊、花旗參片、花旗參鬚、大棗、枸杞子、生薑一同放入鍋中，用大火煮沸10分鐘後再轉小火煮1～2個小時至肉熟，加適量鹽進行調味，即可。

【功效】補氣養陰。適合體質虛弱、病後虛弱、脾虛泄瀉、月經不調等患者食用。

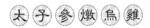

補氣益血烏雞湯

【原料】烏雞1隻，大棗、桂圓各10克，枸杞子15顆，老薑2片，蔥、料酒、鹽各適量。

【做法】

①將烏雞清洗乾淨後切成塊，桂圓、枸杞子、大棗清洗乾淨，蔥切成段；

②將切好的烏雞放入沸水中焯一下；

③在砂鍋中放入適量的水，加入適量的料酒和鹽，攪拌均勻；

④將大棗、桂圓、枸杞子、老薑片、蔥段、烏雞塊放入砂鍋中煲3～5個小時即可。

【功效】補氣益血。適合氣血兩虛、貧血的患者食用。

太子參燉烏雞

【原料】太子參、全當歸各10克，烏骨雞1隻，製何首烏15克，蔥、生薑、料酒、鹽各適量。

【做法】

①將烏骨雞宰殺後，除去內臟和爪，清洗乾淨，蔥切

成段、生薑切成片；

②將太子參、全當歸、製何首烏清洗乾淨，用紗布袋裝好放入砂鍋中，加入適量清水，用大火燒開後，再轉用小火煎煮半小時，將紗布袋撈出，放入烏骨雞、蔥段、生薑片、料酒、鹽，繼續燜煮至酥爛，即可。

【功效】溫中益氣，補精填髓。適合臟器下垂、貧血、病後虛弱等患者食用。

⑧ 驢肉補腎，屈指可數

驢肉味美，營養豐富，經常吃驢肉能夠改善肝腎不足引發的腰膝酸軟、勃起無力等，驢肉中豐富的不飽和脂肪酸能夠有效預防各種亞健康疾病，現代人將驢肉看成珍貴的滋補品。

有句話是這樣說的，「天上龍肉，地上驢肉」。從中醫的角度上說，吃驢肉的確能夠補腎。驢肉性味甘涼，有滋陰壯陽、補益氣血、滋補肝腎之功。

現代醫學研究證明，驢肉中蛋白質含量高，脂肪含量相對較低，含有動物膠等營養成分。從營養學角度來說，驢肉比牛肉、豬肉的口感更好，營養更高，特別是對於現代人來說，驢肉中亞油酸、亞麻酸等高不飽和脂肪酸含量較高，非常適合動脈硬化、高血壓、冠心病等患者食用。

用驢肉做菜，可調入少量蘇打水，能夠祛除驢肉之腥味。烹調驢肉的過程中，調些蒜汁、薑末，可殺菌，也可

除味。此外，烹調驢肉的過程中不能加芥末。脾胃虛寒、慢性胃炎患者、腹瀉患者均不宜吃驢肉。

驢肉的食用方法非常多，以下面介紹幾種驢肉的補腎烹調方法：

【原料】驢肉350克，陳皮、桂皮、大料、草果各2克，香葉、丁香各1克，醬油、鹽、冰糖、味精各適量。

【做法】將驢肉清洗乾淨後備用；香葉清洗乾淨後瀝乾水分；將鍋置於火上，倒入適量清水、鹽、味精、醬油、冰糖，煮沸後即為醬湯，之後放入陳皮、桂皮、大料、丁香、草果等香料，繼續煮半小時左右，將驢肉放入醬湯裏面熬煮至熟，撈出即可。

【功效】補虛，補氣。

【原料】驢肉500克，驢骨頭3～5根，蔥、薑、大料、鹽、味精、胡椒粉、料酒、芝麻油各適量。

【做法】將驢肉、驢骨清洗乾淨，之後放入鍋中，放入蔥、薑、大料，熬煮至驢肉熟透，切成片；等到湯汁熬煮成白色的時候，放入驢肉片煮沸，調入適量鹽、味精、胡椒粉、料酒、芝麻油即可。

【功效】補中健胃、益腎壯陽，適合腎陽虛、腎虛腰痛、陽痿精衰、畏寒怕冷、病後體虛、食慾下降等患者食用。

三、冬季，生活起居要「養藏」

① 冬季起居養生要固守精氣，養精蓄銳

冬季氣候寒冷、乾燥，自然界的生物都進入了匿藏、冬眠狀態，以蓄養其生命的活力，這種現象，中醫學稱之為「養藏」。人類是自然界的生物之一，當然也要以「養藏」為原則，只是人類所要「藏」的，是體內的「熱量」和生命的「動力」。這「熱量」和「動力」，中醫學便稱之為「陽氣」。並主張冬季應該做到「無擾乎陽」，也就是不要損害人體的陽氣。因此，「無擾乎陽」便是冬季養生的基本原則。具體說來要注意以下幾個方面。

✵ 要早睡晚起

冬季更要保證足夠的睡眠，做到早睡晚起。這個「晚」是以太陽升起的時間為度，即所謂「必待日光」，並非賴床不起。

因為，冬天的早晨在冷高壓影響下，往往會有氣溫逆增現象，即上層氣溫高，地表氣溫低，大氣停止對流活動，從而使得地面上的有害污染物停留在呼吸帶。這時如

果過早起床外出，就容易危害健康。

❋要保暖防寒

隆冬季節，由於寒冷的刺激，使得肌體的交感神經系統興奮性增高，體內兒茶酚胺分泌增多，從而促使人體外周血管收縮，心跳加快，導致冠狀動脈痙攣，以及血液黏稠度增高，因而極容易引發心腦血管疾病，甚至猝死。

因此，在穿衣、居室等方面，一定要採取防寒保暖的措施。中醫學強調要「去寒就暖，無泄皮膚」，就是這個道理。但「暖」不等於「熱」，室溫保持在20～23攝氏度即可，溫度太高，反而不宜。

❋要動靜結合

動，就是要進行適當鍛鍊。早晨太陽升起後，要選擇活動量適當的鍛鍊項目，如散步、慢跑、打太極拳等，以身體微有汗出為度。如果汗出太多，浸濕了內衣，反會引起感冒。

適當活動，微微出汗，既可以增強體質，也可以提高耐寒的能力。所謂靜，就是不要過於疲勞。

例如，慢跑以不超過20分鐘為宜。

❋要情緒穩定

冬季「養藏」的原則，體現在心理活動方面，要保持情緒穩定，不急不躁，心情愉快。《內經》中「若有私意，若已有得」，就是這個意思。

❋要冬浴有法

冬季洗浴不宜太勤，每週1～2次為宜。水溫一般在37～38攝氏度，太高易使周身血管擴張，引起頭暈，心

跳加快，太低則易患感冒。飯後不要立即洗浴，以免消化道血流量減少，影響食物的消化吸收。太過疲勞時洗浴，會加重體力的消耗，引起不適。此外，洗浴的時間不宜過久，浴前可飲用一定量的熱糖水或鹽水。

❋ 要睡眠有方

冬季睡眠時，室溫以20～23攝氏度最為適宜，可適當留有小氣窗通風換氣，但要避免當風吹頭。被內的溫度可保持在32～34攝氏度。睡前宜用熱水洗腳，並保持心境平和。午間可小睡30分鐘。晴天要常曬被褥。

❋ 要性事有度

根據四季氣候的變化規律，掌握性生活的頻率，對養生保健有一定意義。如春季性生活次數可稍多；夏、秋季則適當節制；冬季則要節慾。

特別是中老年人，冬季更要減少性生活的次數，才能達到保養「陽氣」，養精蓄銳的效果。

❋ 要適當進補

人是否需要進補，究竟應該怎樣進補呢？一般來講，體質虛弱有陰虛、陽虛、氣虛、血虛之不同；有易於上火、喜暖怕涼、腎氣虛弱、脾胃欠佳之差異……如果不加分析，盲目進補，難免犯虛虛實實之戒。

舉例而言，脾胃虛弱的人，濫用膏滋等滋膩之品，可使人脾胃更虛；易於上火的人，濫服鹿茸等溫補之品，會使人火氣更大。可見，不論養生與治病，都應當「謹察陰陽所在而調之，以平為期」。

也就是說，人體要健康，除了陰陽氣血充盛之外，更

重要的是在人體各項生理功能的協調平衡；不可太過，也不可不及，其核心在「調」而不在「補」。

因此，冬季調養身體，不可濫用補品；若要進補，應當在有關專業人士的指導下，根據每個人的具體情況，選用相應的滋補食品及調養藥品。只有這樣，才能真正達到進補的目的。

2 科學過冬，做好防寒工作

入冬以後，最重要的是做好防寒保暖工作，以免寒邪入侵，導致臟腑受損。冬天最容易受到損害的臟腑是肺，因為肺部喜歡溫暖潮濕的環境，不喜歡寒冷乾燥的環境。平時要多穿點衣服，如果有寒風，出門的時候最好戴上口罩，把寒氣阻擋在外。

冬季陽氣積在內，人體屬於外寒內熱的狀態，要是這個時候受了寒，在冬天暫時有外面的寒氣頂著，但是到了春天，人體的陽氣要隨著大自然的陽氣疏泄，卻受到體表寒邪收引和拂鬱陽氣的作用阻礙，鬱積在內就會發為「熱病」。這也就是溫病學說中所說的「冬傷於寒，春必病溫」。所以，《黃帝內經》講，冬季養生需要「去寒就溫，無泄皮膚，使氣亟奪」。

亟奪，就是屢次奪去，也就是說，冬季養生，特別要注意防寒，不要讓寒冷屢次侵襲。

冬季防寒，還要做好房屋內的保溫工作，白天要多穿

點衣服。要堅持「夜管屋、晝管衣」的原則。夜管屋，其實就是在夜晚睡覺的時候，保持好室內的溫度，特別是不要讓寒風鑽進屋子裏面。白天，在不使用空調的情況下，室內外的溫差在夜裏可達10攝氏度左右之多，人體的陽氣會向外散失。所以，必須保證室內溫度達到一定的高度，否則，這「百病之長」的風侵入人體，那可不是鬧著玩的。白天的時候，可以由添加衣服、手套、圍巾、襪子等達到保暖的目的。

冬季保暖還有一個十分重要的原則，就是「寒頭暖足」，雙腳的保暖往往比頭部保暖更加重要。《黃帝內經》講，人體經脈氣血上走於頭面，人的五官也都集中在頭面部位，頭為諸陽之會，聚集的陽氣最為充足，最不怕冷。即使是在冬季，也可以不戴帽子。但是腳部不同，位於人體最下端，離心臟最遠，是機體陽氣最弱之處，陰寒之氣常會由此進入人體，又直接與地面接觸，散熱也就最快，是全身最怕冷的部位。

民間素有「百病從寒起，寒從腳下生」的說法。所以，冬季要特別注意足部保暖，穿厚棉襪。正是，「聖人寒頭暖足，治病者取有餘而益不足也」。

還可以由飲食和鍛鍊讓自己暖起來。食用紅肉、大棗、動物血、糯米酒這類性質溫和的食物，也有不錯的保暖效果。

但是像西瓜、冬瓜等寒性果蔬，就儘量少吃了。不要喝太涼的飲料，多喝溫熱的紅糖水。閑暇之餘，適當做做運動，拉伸拉伸身體，都是冬季防寒的好法子。

3 避寒濕邪，冬季宜泡腳

俗話說：「養樹要護根，養生先養腳。」把人的雙腳比做樹根是再合適不過了，有人把腳稱為人的「第二心臟」。因為雙腳是人體十二經絡的起始與終止的部位，有許多重要穴位，五臟六腑在腳上都有相應的投影，每個器官也都能在腳底找到固定的反射區，而且，許多疾病的前兆往往最先出現在這些反射區。不善待雙腳，也會對全身的健康造成不可估量的影響。

雙腳的位置十分特殊，當一個人站立著的時候，雙腳位於最低處，全身的血液流淌到雙腳，再流回心臟，形成一個循環。然而由於地心引力的作用存在，血液在向下流動時十分容易，想要由下而上回到心臟卻要克服重力的作用，變得不那麼容易了，大量血液積聚於下肢靜脈時，下肢組織壓力增加，必須依靠下肢肌肉泵的作用，即下肢骨胳肌張力增高和等長收縮，擠壓下肢血管，加強血液的壓力，迫使腿腳上靜脈中的血液流向心臟，完成血液循環。雙腳雖然不是心臟，卻完成了與心臟功能類似的工作，因此被稱為人的「第二心臟」。

腳部處於人身體的末端，皮膚溫度較低，對寒冷刺激的適應性和耐受力較差，寒邪極易由腳部侵襲人體，損傷陽氣。因此，冬季腳部保健重在保暖。

腳部保健，最有效、最方便的做法就是泡腳，也就是足浴。經過了一天的勞累，用熱水泡泡雙腳，疲勞和寒冷

頓時消失，清爽、溫暖之感就會沿著雙腳分散至全身，十分愜意。

泡腳可以用溫水直接洗浴，也可以用藥浴。溫水浴很簡單，直接用40～50攝氏度的溫水，連洗帶泡，邊洗邊用手摩擦雙腳，每次半小時左右。

還可用當歸乾薑浴，薑、附子、黨參、當歸各50克，再加吳茱萸25克，用清水8碗加全部藥材煮45分鐘，去渣，泡腳20～30分鐘。乾薑、附子和吳茱萸均是溫補藥，具有散寒止痛和溫經通脈的功效，有助於打通經脈，當歸和黨參行氣活血，可加強氣血循環。

泡腳後，要是能結合按摩，保健效果會更好。按摩的方法很多，腳心按摩比較簡單可行。一手握腳趾，另一手擦摩腳心數十次，兩腳輪流進行。

名醫施今墨的健身方法就是每晚以花椒水泡足半小時，再用左手掌揉搓右腳心的湧泉穴、右手掌揉搓左腳心的湧泉穴各100次，引熱下行，達到壯體強身的目的。

但是，足浴也有一些講究。例如飯前飯後或過饑過飽都是不適合泡腳的，有心臟病、高血壓和出血病等的人不一定適合泡腳。對於疾病多發的中老年人，泡腳的藥物搭配尤其要謹慎。

❹ 冬季，補益適度避濕熱

冬季天氣寒冷，很多人選擇待在家裏，煲湯、吃點滋

補之品，因為冬季要「藏養」。人與自然是不可分割的，與自然息息相關，養生當然也要順應四時的變化，達到「天人合一」的境界，這樣才能確保身體健康。

冬季時外面大雪紛飛、寒風凜冽，很多人都喜歡呆在家裏，特別是北方人，喜歡躺在熱炕頭，吃著烤地瓜，每天以火鍋為主，時間一久，身體的熱量就高了，開始出現不適症。冬至是一年之中陰氣最盛的一天，從這天開始進入數九嚴寒。身體外的陰氣旺盛，而吃了過多溫熱滋補食物，過度保暖的人胃內很容易煩熱，這就是冬季濕熱襲身的罪魁禍首。

之所以出現濕熱，首要因素就是消化功能的失常，胃熱心煩、脾虛運化無力，無法運化身體中的濕氣，鬱久成濕，慢慢地化成熱，因而容易生濕熱。

現代人生活水準提高了，整天大魚大肉地吃著，火鍋、燒烤不斷，肥甘厚膩、辛辣刺激、生冷寒涼無一不沾。身體和自然界失去「相合」的條件，陰陽失衡，津液停滯，運化不足，濕氣積聚，時間一久就會化熱，體內產生出濕熱。

冬季養生可以進補，但一定要適度，不能補過頭，也不能保暖過頭，飲食儘量清淡一些。

已經出現濕熱的人要注意舒緩情志，保持良好的心態，避免熬夜、過度勞累，保持大便暢通，戒菸限酒。平時吃些薏苡仁、蓮子、紅小豆、鯽魚、冬瓜、芹菜、空心菜等有祛除濕熱之功的食物。

四、冬天動一動，少生幾場病

1 冬季堅持運動好處很多

現代社會，生活工作節奏都很快，人體長期處於超負荷狀態。俗話說，「生命在於運動」，進行適當的體育運動對促進人體健康有良好的作用，而冬季運動還可鍛鍊人們的意志力。

冬天裏氣溫低，空氣相對潔淨，呼吸道舒適，更能促進全身血液循環。更能自然地加大運動量，加速熱量的消耗。如果夏天裏的運動是轟轟烈烈揮汗如雨，冬天裏運動的優勢則是靜悄悄地帶來瘦身效果。

年輕人可以選擇跑步等高強度的有氧運動，這樣可消耗更多熱量，鍛鍊的時間應該比春夏季多出 10～15 分鐘。在運動時機上，年輕人由於身體對氣候的適應能力較強，體質較好，體力恢復快，冬季健身時間可以安排在早上和下午。

中年人可選擇快走、慢跑、爬樓梯等低強度的有氧運動。中年人身體狀況一般都處於下降趨勢，不要因為忙於

工作就放棄健身，否則冬天就是一個「藏病」的季節。可以在18點～20點身心比較放鬆的時間段進行鍛鍊。

我們知道，參加冬季體育運動，不僅能鍛鍊身體，增強體質，而且能鍛鍊不怕嚴寒的堅強意志，提高身體的抗寒能力。俗話說「冬練三九」就是人們在長期鍛鍊中總結出來的寶貴經驗。

運動時由於肌肉不斷收縮，呼吸加快，血液循環加速，新陳代謝旺盛，身體產生的熱量增加，同時還增強了大腦皮質的興奮性，使體溫調節中樞靈敏，準確地調節體溫，提高禦寒能力，還會增加大腦氧氣的供應量，所以堅持冬季鍛鍊的人，對於消除長期學習帶來的大腦疲勞，增強記憶力，提高學習效率，都有積極的作用。

運動也有要注意的細節，冬季參加體育運動，儘管好處很多，但以下一些問題要引起注意。

✽ 不要在汽車頻繁往來的路邊活動

汽車在行駛時會帶起很大的灰塵，這些微粒懸浮在空氣中，具有很強的吸附力，很多有害氣體或液體都能吸附在微粒上而被人吸入肺臟深處，從而促成急性或慢性病症發生。汽車內燃機排出的廢氣中主要含一氧化碳、氮氧化物、烴類、鉛化合物等。因此，健身活動尤其不宜在交通指揮燈、馬路轉彎或汽車站附近進行。

✽ 避免著涼

在進行長跑等運動時，容易將冷空氣由口吞進胃腸道，從而引起胃腸痙攣性劇痛或腹脹。

因此，為減少吞進過多的冷空氣，運動時不宜張口呼

吸、嚼口香糖、說、笑、鬧等。在進行運動前應少食芹菜、韭菜、大豆、扁豆、甘薯等纖維素及氧化酶含量多的食物，可減免運動時發生腹脹。冬季到戶外鍛鍊，要適當穿得暖和些，要戴上帽子和手套。如果風沙太大，還要戴上口罩。

❋ 不要在燒煤的庭院或胡同裏鍛鍊

由於煤燃燒得不完全，加上冬天的氣壓低，擴散能力弱，煙塵中的二氧化硫是窒息性氣體，有腐蝕作用，對眼結膜和鼻咽等有強烈的刺激作用，可導致急性支氣管炎、肺炎、哮喘等，極高濃度時可引發聲帶水腫，肺水腫或呼吸道麻痹，甚至危及生命。

在上述情況下，在室外進行鍛鍊不如在室內。

❋ 冬季鍛鍊，應充分做好準備活動

由於冬季從室內到室外，溫度驟然降低，會使皮膚和肌肉立即收縮，關節和韌帶僵硬，體內代謝變緩。在這種情況下，若立即開始鍛鍊，有可能造成肌肉拉傷或關節損傷，而且由於心跳驟然加快，還可能引起噁心、嘔吐等不適症狀。因此，應先做準備活動，使渾身的肌肉、關節活動開，體內器官，尤其是心臟進入適應運動的狀態，提高神經中樞的興奮性，使血液循環和物質代謝得到改善，準備活動要做到渾身發熱，這樣開始運動，便會覺得四肢有力，精神飽滿了。

俗話說得好，「冬天動一動，少鬧一場病；冬天懶一懶，多喝藥一碗」。寒冬季節，堅持室外鍛鍊，能提高大腦皮層的興奮度，增強中樞神經系統體溫調節功能，使身

體與寒冷的氣候環境取得平衡，適應寒冷的刺激，有效地改善肌體抗寒能力。所以堅持冬練的人，很少患貧血、感冒、扁桃體炎、氣管炎和肺炎等疾病。

② 冬泳，避開誤區，游出健康和快樂

在寒冷的冬天，人們都穿著厚厚的衣服，儘量抵禦嚴寒。然而也有人絲毫不懼怕寒冷，甚至在冰冷的河水裏游泳。難道這些人真的不怕冷嗎？其實，冬泳對身體有很多好處，經常冬泳能夠增強體質，所以冬泳也是預防疾病的一種手段。由於冷水的刺激，人們對低溫逐漸適應，在寒冷來臨時，身體也不會猝不及防，這對預防疾病是很有好處的，所以經常冬泳的人不容易感冒。

游泳時身體平臥水面，由於水的浮力作用使脊柱充分伸展，對防止長時間坐、立而形成的脊椎側彎頗有益處。水流和波浪在全身體表產生特殊的按摩功效，還能幫助和促進功能恢復。

據報導，經常游泳，對於身體瘦弱者和慢性胃腸病、神經衰弱、慢性支氣管炎等患者皆有明顯療效。

人體有一套十分完善的體溫調節系統，當外界氣溫變得寒冷時，大腦發出「冷」的訊息，機體會由神經調節的作用，使全身肌肉緊張，皮下血管收縮，汗腺分泌停止，散熱中樞被抑制，避免了體溫下降；當身體感到熱時，大腦神經中樞發出「熱」的訊息，使皮下血管舒張，汗腺排

汗，達到降溫效果。機體的這種防寒與散熱調節猶如一台機器，經常使用才不會生鏽而靈活運轉。冬泳就有促進這台「體溫調節器」靈活運轉的作用，遇上天氣的突然變化，不會因未能及時加衣而受涼生病。

科學家們認為，在冬泳過程中，人體為了抵禦寒冷，會在短時間內產生的大量激素，尤其是腎上腺素，會使冬泳者保持精神振奮，從而抵禦外界的寒冷，身心得以放鬆，能增強人們承受其他病痛的能力。許多患有慢性病的冬泳愛好者，特別是中老年冬泳者，堅持冬泳後身體狀況明顯好轉。

參加冬泳，提倡從夏、秋開始游泳，逐步過渡到嚴冬，這是因為身體需要有一個適應的過程。冬泳是冷水鍛鍊的最高形式，由於要經受低氣溫、冷水的挑戰，又要在水中進行活動，對人體刺激的強度非常大，所以稍有不慎就可能造成運動損傷。冬泳者在冬泳前應瞭解科學、安全冬泳的注意事項。

冬泳入水三步走：

（1）下水前一定要做熱身運動，讓各個關節充分活動，用手掌在腰、膝、肩、肘等主要關節部位快速摩擦。多做向上縱跳、拉肩、振臂等肢體伸展運動，尤其對腿部、臂部、腰部進行重點熱身，以免在游泳過程中突然抽筋。入水應採取漸進方式，即腳、下肢、腰、胸逐步入水。

（2）注意出水後的體溫。冬泳鍛鍊的安全體溫是出水後5～10分鐘內測得腋下體溫不低於27.4攝氏度，體溫

低於這個標準可能發生危險。

（3）出水後做好保暖工作，並立即運動以恢復體溫。用毛巾擦乾全身，並且不斷用手按摩皮膚。穿衣服也應先下後上，因為下肢離心臟較遠，體溫恢復較慢。穿好衣服，慢跑或原地跳動，直到體溫基本恢復。

飯後不宜立即入水，即便在水溫較高的夏季，剛吃完飯後游泳，也可能出現意外。因為飽食過後胃部血供豐富，此時游泳容易造成水的壓力壓迫胃部，有沉重感，導致四肢活動不能順暢，還可能出現呼吸困難、腿部抽筋的後果。

當然，冬泳體力消耗大，為了防止出現低血糖反應，重者導致低血糖休克，可以在冬泳時之前補充一些富含糖的食物，但也不能吃得太飽。

③ 冬季健步走，健身又暖心

醫學之父希波克拉底曾經說了一句話，一直流傳了2400年。他說：「陽光、空氣、水和運動，這是生命和健康的源泉。」生命和健康，都離不開陽光、空氣、水和運動，也說明運動和陽光一樣的重要。

那麼到底什麼運動最好呢？走路。走路可以說是世界上最好的運動。而它的健身效果絕對不比高爾夫球、保齡球、游泳差，而且還不是其他運動所能夠代替的。

其實我們人類就是花了300萬年，從猿進化到人的，

整個人的身體結構就是為走路設計的。而且經過大量的科學研究，1992年世界衛生組織提出，最好的運動就步行。現如今，僅北美洲每天就有8000萬人參加步行運動。而在歐洲，步行運動、徒步旅行現如今早就成為現代人追求的一種生活時尚。

根據最新的研究發現，步行能夠有效逆轉冠狀動脈硬化斑塊的狀況，非常適合中老年人。步行還可以有效地預防糖尿病，研究表明，每週進行3次步行，糖尿病的發病概率就會比不運動要減少25%；而每週步行4次的人，則要減少33%；每週步行5次的人會減少42%。如果每一次步行3公里左右，那麼糖尿病的平均發病率將會減少30%～50%。

不僅如此，步行還能夠讓我們的體型健美，步行可以讓脂肪減少，幫助肥胖者減肥，步行能夠讓瘦弱者增加肌肉，變得健壯。

曾經有一組中年婦女在施行了8週的運動鍛鍊之後發現，在這8週的運動鍛鍊過程中，參加者平均減少了6公斤的脂肪，肌肉增加3.6公斤，體重平均下降了2.4公斤。

更重要的是步行能夠改善神經系統功能，特別是平衡功能。

到底應該怎麼去進行步行健身呢？請大家記住「三個原則」「三個字」。「三個原則」是：有恆，即持之以恆；有序，即循序漸進；有度，即適度運動。而「三個字」是：三、五、七。

什麼是「三」呢？就是說一次最好步行3公里，能夠

在30分鐘以上，當然分次也可以。

什麼是「五」呢？也就是一週至少要運動5次。

什麼是「七」呢？是指適量運動，因為過分運動不僅不能夠幫助健身，還會造成身體的傷害。

如果身體好，那麼可以多走一些；身體條件差，就要少走一些，運動一定要量力而行。

4 冬季適合女性養生的小運動

冬季天寒地凍，很多女性怕冷都不喜歡出門，事實上，因為冬季怕冷就放棄運動，才是最不明智的做法。運動其實才是驅寒的最好辦法，運動時脂肪被轉化成熱量，可以保持體溫、改善血液循環、緩解手腳冰涼，同時，加強運動還能提升免疫力和抵抗力，遠離寒冷和疾病。

不想出門也能輕鬆動起來，下面這些室內小運動，不妨來試試，還有助於減肥瘦身保持身材哦！

❋ 動感單車

這種健身房必備的固定自行車，可就身體的各個部位進行針對性的運動，在運動中，可任意調節自行車的坡度，不會對關節造成衝擊，對心律及消耗的熱量全程監控，是一種強度不高，但效果極好的有氧運動。

❋ 瑜 伽

瑜伽無論什麼時候都是女性運動的最佳選擇之一，且動作輕、慢、舒緩，可以讓女性健身者減少工作及生活中

的壓力，調節內分泌並促進血液循環。

❋ 健身操

健身操可以自己在家跳，它的有氧運動效果和減脂效果都非常不錯，在進行健身操訓練時，能積極調動起全身的運動細胞，使健身者很容易進入到健身狀態。

❋ 跑步機

跑步是冬季運動中比較常見的一種有氧運動項目，它能有效提高心肺功能和身體素質，針對腰、臀部的減脂效果都很明顯，而且操作起來很簡單。

❋ 上樓梯

日常生活當中，很多動作本身就是很好的「運動」，譬如上樓梯等，讓這些「活動」也成為冬季生活的一部分，或者當作規律運動前的熱身運動也不錯。只要7分鐘，就可以消耗100卡熱量，還可以鍛鍊心肺功能。

❋ 下樓梯

只要14分鐘，就可以消耗100卡熱量。

❋ 拖地

拖地只要20分鐘的時間，便能消耗100卡熱量。

❋ 掃地

只要25分鐘，就能消耗100卡熱量。

五、冬季防病祛病，與健康相約

1 冬季，治療手足皸裂

軟組織受凍，而且局部供血減少形成的損傷即為凍傷。在我們皮膚的溫度降至零下2攝氏度的時候，很可能會出現凍傷，當溫度在零下25攝氏度～零下30攝氏度的時候，凍傷發生概率最大。寒冷的冬季是皮膚凍傷的高發季節，也可能會出現皸裂現象。

下面就來介紹針對冬季出現各種皮膚問題時適用的老偏方。

（1）把牛油塗抹到皸裂的地方即可。牛油適合肌膚保健，並且能夠減輕皸裂處的疼痛。

（2）將紅蘿蔔搗碎，然後塗擦患處，並且對患處進行按摩，這樣瘙癢就會緩解，皸裂也能慢慢痊癒，但是使用此方劑需要長期堅持。也可以將紅蘿蔔放到開水中燙熱後用紗布包裹好，然後按摩患處，或是用紅蘿蔔葉煎汁，然後浸泡紗布，重複按摩患處。透過按摩，能夠促進患處的血液循環，減輕皸裂甚至痊癒。

② 防治凍瘡，讓手、腳、耳朵安全過冬

許多人有過凍瘡發作的經歷，凍瘡一般不會對人體健康造成嚴重危害，但是不注意保養的話卻會使病情迅速惡化，發作起來讓人又癢又痛，難以忍受。寒冷最主要原因，能增加冷傳導和對流的因素對本病形成的促進作用，如潮濕和風速。此外，機體組織對寒冷的適應能力下降也對本病形成起到極為重要的作用。

凍瘡常常發生在隆冬時節，但是，現代醫學認為，預防應從初冬開始。冬季護膚，要保證食物營養的充分獲取，宜多食一些富含菸鹼酸較多的食物，如瘦肉、雞蛋、豆類、花生及小白菜、油菜、莧菜等綠葉菜。在日常飲食中，保證菸鹼酸供應充足，還可以預防癩皮病。

日常還要補充一些富含維生素 C 的食物，如棗、山楂、橘子、橙子等。在飲食中，保證維生素 C 的供應充足，可有效防止維生素 C 缺乏症，從而避免皮膚下大片出血，及出血性紫癜。

還要注意適量吃些動物脂肪，動物脂肪既有利於為人體提供大量熱量，也可使皮膚保持正常光澤和彈性。

要想預防手足皸裂，就必須注意保暖，溫暖能夠促進血液流通，保證皮膚的健康。

冬季外出或在室外工作，應穿戴厚暖的鞋襪和手套。盡可能減少洗手次數，洗手後要及時擦乾並塗擦無刺激的

液態油脂或護膚膏，如凡士林、魚肝油膏、矽霜、植物油類或市售油包水劑型的乳、霜、膏等。如因工作需要必須接觸潮濕或刺激性的物品時，應戴手套或事先塗擦上述油膏，以保護皮膚。

在日常生活中，經常做做局部按摩是預防凍瘡最好的好方法，可以改善血液流通，使溫暖傳達到四肢。

一是手按摩：兩手合掌，反覆搓摩，使其發熱，左手緊握右手手背用力摩擦一下，接著右手緊握左手手背摩擦一下，反覆相互共摩擦15～20次；

二是腳心按摩：坐床上取坐姿，屈膝，腳心相對，左手按右腳心，右手按左腳心，兩手同時用力，反覆按摩15～20次；

三是腿按摩：取坐姿坐床上，雙腿伸直，兩手緊抱大腿根，用力向下擦到足踝，然後擦雙大腿根，一下一上為1次，共擦15～20次；

四是臂按摩：右手掌緊按左手腕裏邊，用力沿內側向上擦到肩膀，再翻過肩膀，由臂外側向下擦到左手手背，這樣為1次，共做15～20次。右手做法與左手相同。

凍瘡患者要避免接觸冷水，尤其是患處，更要保持乾燥。

3 寒冬來襲，防治流感

流感是流行性感冒的簡稱，是由流感病毒感染引起的

急性呼吸道傳染病。流感病毒分 A、B、C 三型，其中 A 型流感病毒能引起流感大流行。流感病毒抗原容易發生變異，因此人對流感病毒不會產生持久免疫，一生中可以多次患流感。流感每年在世界範圍內流行，每年季節性流感導致全球 5%～15% 人群感染，幼托兒童在流感季節的流感發病率可高達 30%～50%。

流感病毒主要是由空氣飛沫傳播，如患者在咳嗽或打噴嚏時會傳播病毒，也可由接觸被患者呼吸道分泌物污染的物品、家俱表面、門把手及玩具等傳播。流感患者和隱性感染者是流感的主要傳染源，從潛伏期末至發病的急性期（約 7 天）都有傳染性。

流感最大的特點是起病急驟、潛伏期短（數小時～4 天）、傳染性強，臨床表現為高熱、頭痛、寒戰和乾咳、全身無力、四肢酸疼、厭食等，一般要持續一兩週時間。流感可引發很多併發症，如支氣管炎、肺炎、中耳炎、心肌炎、心包炎以及中樞神經系統異常，甚至導致死亡。有些人誤以為流感就是感冒，其實流感和我們平常所說的感冒有著很大的區別。

感冒俗稱傷風，醫學上稱為急性鼻炎或上呼吸道感染，多種病毒、支原體和少數細菌都可以引起感冒，臨床表現為鼻塞、流涕、打噴嚏、咽痛、聲音嘶啞、流淚等，大約 3～5 天就會痊癒，不會造成流行。

三拗湯主要來治療風寒束肺之症，出自《太平惠民和劑局方》，藥方由甘草（不炙）、麻黃（不去根和節）、杏仁（不去皮和尖）三味藥組成。

此方劑中的麻黃味辛、溫，微苦，散中有降，能夠發散風寒、宣肺平喘；杏仁味苦、性溫，具有泄降、發散之功，能夠下氣、定喘、止咳。麻黃和杏仁一同使用，一宣一降，能夠暢通人體氣機；甘草甘緩，能夠調和諸藥，並且化痰功效較強，因此該方劑具有發散風寒、宣肺止咳的功效。

臨床上通常使用該方劑為主治療感冒、慢性咽炎、支氣管炎、支氣管哮喘等。適用於咳嗽變異性哮喘患者，主要症狀為咳吐白沫樣痰，舌苔薄白屬於風寒型患者；或者是經過治療之後，表證雖消，卻咳嗽不斷的患者；或者是表證未解，入裏、久鬱化熱導致的咳嗽，但是治療此類咳嗽的過程中要添加清肺瀉熱藥物。

三拗湯為止咳平喘基礎方劑，適用於各種咳喘，對於咳嗽、咳痰、呼吸功能衰退等均有顯著療效。

麻黃多用於外感風寒證，多數時候使用生麻黃，此方劑中所用麻黃就是生的。臨床上所用的杏仁大多會炒後去皮和尖，實際上可以不去，因為杏仁皮中雖然含有有毒成分，可它同時也是有效成分。

甘草能夠調和諸藥，同時具有止咳化痰之功。麻黃和甘草都生用，杏仁不去皮尖，再加入適量生薑，其發散、止咳化痰之功會更加顯著。

方劑中的三種中藥各等分，都研磨成粉末狀，每天服用15克即可，現今臨床上多要求患者服用湯劑，劑量並不是等分的，通常麻黃和杏仁用量在10～15克，甘草用量在5～10克。

現代研究表明，三拗湯裏面的麻黃能夠鬆弛支氣管平滑肌；苦杏仁可以鎮靜呼吸中樞，緩慢呼吸過程，進而達到鎮咳平喘的目的；甘草具有類似腎上腺皮質激素的作用，具有抗炎、抗過敏、鎮咳祛痰、解毒之功。該方劑用藥簡單，熬煮方便，容易取材，治療效果明顯，風寒咳嗽的患者可以服用此方劑，效果顯著。

④ 冬季要預防隱性疾病

冬季是許多慢性疾病的高發期，而慢性疾病也被許多人稱為「隱性疾病」，因為這些疾病的發作往往有著漫長的潛伏期，初期表現不明顯，後期表現迅猛。

隨著醫學研究的深入發展，中外醫學專家已找出了許多影響老年人身體健康的原因，明確地提出，冬季老年人要預防如下幾種隱性疾病。

❈ 隱性肺癌

隱性肺癌是指那些肺部沒有明顯腫塊，胸部 X 光透視、照片均無異常，亦無淋巴結或遠處轉移的早期肺癌，但是通過在對痰或支氣管分泌物的檢查，可以發現其中隱藏著癌細胞。這是因為肺癌病變太小，多數為原位癌或微小浸潤癌。

另外，由於癌灶多為中心性，容易被肺門陰影所遮蓋，不易引起梗阻，也無繼發炎症或肺不張等改變。

❈ 隱性膽結石

膽病患者大多集中於中老年人之間，而隱性膽結石多發生於40歲以上的中年肥胖婦女；平時飲食習慣以糖為主，血中甘油三酯偏高，常伴有動脈硬化或糖尿病。

結石在膽囊內長期刺激黏膜而引起的慢性炎症，可引發膽道梗阻、感染，少數患者會發生膽囊癌。

❈ 隱性腎炎

隱性腎炎患者大部分起病緩慢，臨床症狀較少，其主要表現只有尿的異常，而且多數是在診斷其他疾病或體檢時，偶然發現有尿的異常，然後才確診的。

這種腎炎可在20～30年內處於穩定狀態，保持較好的腎功能，但在感染、過度勞累、藥物損傷後，病情可突然加重，就此遷延不癒。

❈ 隱性冠心病

冠心病是由於脂質代謝不正常而產生的心臟疾病，冠心病的主要症狀是心臟缺血產生的心絞痛，痛感十分明顯，因此人們可以輕鬆辨別。

但是，並非所有冠心病患者都可以及時確診，其中30%的冠心患者沒有症狀，只有在做心電圖檢查時，才會發現心臟異常變化。這是由於冠狀動脈硬化發生早、病程長，冠狀動脈閉塞、硬化變形，即使病變存在，自己也全然不知。

❋隱性潰瘍病

潰瘍病是一種典型的慢性疾病，它的發作呈週期性、發作期和緩解期交替出現。老年人對疼痛的敏感性較差，這是患有潰瘍病而不感疼痛的原因之一。

老年人胃酸分泌偏低，對潰瘍面刺激性輕，也不易感到明顯疼痛，當患有其他疾病時，會將胃痛症狀掩蓋，因而沒有節律性腹痛。

5 補充維生素，預防口角炎

冬季氣候乾燥，人們容易出現口角發炎的情況，一般表現為嘴角和嘴唇皮膚潮紅、脫屑、糜爛、發紅，接著發生口角開裂、糜爛、出血等，很像人們常說的「上火」，但是又沒有「上火」的其他表現。其實，這就是口角炎，是由缺乏維生素，特別是缺乏維生素B_2導致的。

要由食物補充足夠的維生素，才能從源頭杜絕疾病的產生。要保證新鮮蔬菜、水果、豆製品以及含維生素B_2豐富的蛋類、牛奶、動物肝臟和瘦肉等食物的供應。

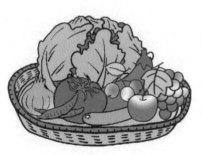

大棗為民間常用滋補佳品，由於富含多種維生素，被稱為「天然維生素」。冬季進補多食大棗，不僅能大

補氣血，預防口角炎，還能防治眾多的疾病。

　　大棗是許多地區的特產，質細味甜，個大核小，皮薄肉厚，營養豐富。鮮棗的可食部分達91%，棗核不可食用；棗皮富含鐵元素，但是不易消化。大棗內的脂肪和糖的含量很高，其餘一些營養物質也很豐富，例如每100克可食部分含鈣11毫克，磷23毫克，鐵0.5毫克；尤其突出的是維生素C的含量極高，含400～600毫克，居鮮果之首，維生素P的含量也是百果之冠。此外，還含有澱粉、胡蘿蔔素、單寧、有機酸等物質。

　　新近的研究還發現，大棗內含有多種抗腫瘤的活性因子，如三萜類化合物、山桂酸；還含有大量的環磷酸腺苷，後者是參與正常細胞生理代謝的重要物質。因此，大棗還是抗癌防衰老的天然保健食品。

　　中醫認為，大棗有很高的藥用價值。明代大藥物學家李時珍在《本草綱目》中說：「棗善補陰陽、氣血、津液、脈絡、筋腧、骨髓，一切虛損無不宜之。」特別是曬乾的大棗，其藥用價值更高。

　　大棗可以生吃，也可以煮粥，如山藥大棗粥，大米80克，大棗15克，山藥150克，鹽3克，味精1克，蔥少許。將大棗去核洗淨，山藥去皮洗淨切塊，蔥洗淨切末，大米洗淨泡透。鍋置火上，注入水後放入大米，用旺火煮至米粒綻開，放入去核大棗、山藥塊。改用文火煮至粥濃稠，放入鹽、味精調味，撒上少許蔥末即可。

　　這道粥有健脾補肺、益胃補腎、固腎益精的功效，常吃可以明目、助五臟。

6 冬季小心糖尿病足

　　腳為「人之根本」，是足少陰腎經、足太陰脾經、足厥陰肝經交匯之處。腎為先天之本，脾為後天之本，而肝主筋脈，健脾、益腎、調肝、護足對糖尿病患者來說都非常重要。有句古話叫「寒從腳起」，所以護好足對全身的健康都大有益處。

　　糖尿病患者多伴隨著血管功能不全和神經病變，導致腳的局部血液循環障礙、營養障礙、局部抵抗力下降。生活中要注意避免跌倒、撞傷，防止下肢皮膚因此破損；足部真菌感染會誘發足癬，易繼發化膿性細菌感染。

　　老年患者的手腳不靈便，眼神一般也不怎麼好，剪腳趾甲的時候動作不協調，容易傷及皮膚，這些都會導致糖尿病患者足部感染，並且易發展成慢性潰瘍，可能會發展成難以控制的嚴重感染局面，甚至壞疽，有的還可能會因此截肢，或由於足部感染擴散至全身，細菌進入血液之中繁殖，產生毒素，誘發敗血症，威脅到人的生命安全。

　　腳的溫度太低，會由於局部血管收縮而影響到全身血液循環，還會表現出呼吸系統或心血管系統的不良反應，所以，糖尿病患者不宜久坐，可以根據自身情況進行體育鍛鍊，如慢跑、散步、打太極拳等，不僅能改善下肢血液循環，還能提升身體的耐寒能力，利於降血糖。此外，還要注意腳步保暖，穿上棉襪棉鞋，保持腳部乾燥。

　　每天晚上睡覺以前用45攝氏度左右的溫水泡泡腳，15分鐘左右即可，既能防寒保暖，又能改善局部血液循環。沒有發生潰破的腳可以用溫水和中性肥皂來洗腳或者進行足浴，不能用力搓腳，泡腳的過程中清洗好足部和腳趾，洗過腳後選擇乾淨、柔軟、吸水性好的毛巾將腳擦拭乾淨，腳趾縫間不能殘留水分。

　　洗過腳後可以在腳上塗抹些潤膚乳或營養霜，不能塗抹太厚的膏劑，以免皮膚被過度浸軟。注意水溫不能太熱，因為糖尿病患者的末梢神經已經受損，對溫度和刺激的感覺反應比較差，經常是到了溫度已經很高時都還不能察覺，誘發下肢燙傷、燒傷，表現出破潰、感染，誘發糖尿病足。

　　冬季時經常有患者由於感覺缺失導致使用電熱毯、熱水袋、熱水器的時候燙傷腳部，因此提醒糖尿病患者儘量避免用各類加熱器。如果使用熱水袋，也要用熱毛巾將其包裹好，並不時變換熱敷部位。

　　冬季冰雪較多，一定要穿上能防滑的鞋子，以免走路跌傷，患上腳癬之後還要積極治療，儘量不要用手撕腳皮或是用手抓癢，防止皮膚破損而誘發化膿性細菌感染。不管是在室內還是在戶外，都要注意避免赤腳行走或者光著腳穿拖鞋、涼鞋，防止異物損傷腳部，或是發生凍傷、擦傷或燙傷。

　　糖尿病一經確診，患者就要做好打「持久戰」的準備，要明白糖尿病並不是一朝一夕就能被治好的，要注意經常檢查足部情況，尤其是足趾，足底皮膚外觀、顏色是

否發生改變，是否有胼胝、雞眼、甲溝炎、足癬、紅腫、青紫、裂口、水疱、擦傷、抓傷，趾縫間是否存在破潰等。注意感受足部感覺是不是變得遲鈍或喪失，一旦發現異常，要注意及早就醫。

有很多時候，看似輕微的損傷也可能誘發嚴重壞疽，所以千萬不能自行處理腳部破損，一定要找專業人士進行治療，以免延誤病情。

《黃帝內經》之中有記載：「腎出於湧泉，湧泉者足心也。」意思就是說，腎氣源於足下，湧出灌溉四肢百骸。雙手對搓至發熱，之後將雙腳腳心相向放到床上，用搓熱的手掌摩擦腳心，左手搓右腳心、右手搓左腳心，一直搓到腳心發熱，每天早晚分別搓1次，湧泉穴位於足心，搓腳心就相當於按摩湧泉穴，能防止「腳老」，能護足、防病、強身。

此外，按摩足三里穴（位於外膝眼下四橫指、脛骨邊緣）也能強身健體，暖足暖身，中醫上說「長按足三里勝吃老母雞」，能健脾和胃、調節機體免疫力、提升機體抗病能力。具體按摩方法，用大拇指指腹稍用力對準對側足三里穴，先沿著順時針的方向旋轉按摩幾圈，之後沿著逆時針的方向按摩幾圈，再換成另一側進行按摩；然後，雙手拇指指腹由雙腿足三里穴從上到下擦按到局部皮膚產生熱感即可，注意不能擦傷皮膚。

雖然上述方法簡單易行，確是行之有效的活血、通絡、護足、強身之法，對身體有益無害。

歡迎至本公司購買書籍

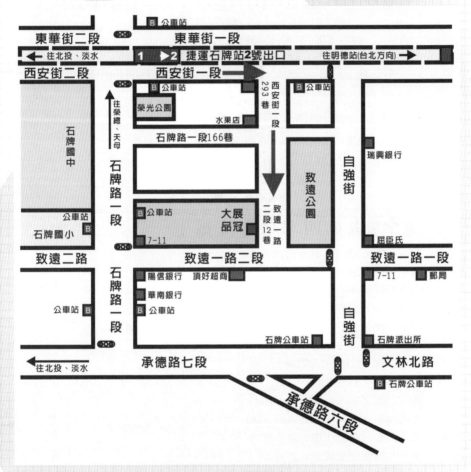

建議路線
1.搭乘捷運‧公車
　　淡水線石牌站下車，由石牌捷運站2號出口出站(出站後靠右邊)，沿著捷運高架往台北方向走(往明德站方向)，其街名為西安街，約走100公尺(勿超過紅綠燈)，由西安街一段293巷進來(巷口有一公車站牌，站名為自強街口)，本公司位於致遠公園對面。搭公車者請於石牌站(石牌派出所)下車，走進自強街，遇致遠路口左轉，右手邊第一條巷子即為本社位置。

2.自行開車或騎車
　　由承德路接石牌路，看到陽信銀行右轉，此條即為致遠一路二段，在遇到自強街(紅綠燈)前的巷子(致遠公園)左轉，即可看到本公司招牌。

國家圖書館出版品預行編目資料

老中醫教你四季全方位養生／謝文英　編著　——初版
——臺北市，品冠文化出版社，2021〔民110.04〕
面；21公分 ——（休閒保健叢書；50）
ISBN 978－986－98051－5－5（平裝）
1.中醫　2.養生　3.健康法
413.21　　　　　　　　　　　　　　　110001645

老中醫教你四季全方位養生

編 著 者／謝文英

責任編輯／王　霄

發 行 人／蔡孟甫

出 版 者／品冠文化出版社

社　　址／台北市北投區（石牌）致遠一路2段12巷1號

電　　話／（02）28233123・28236031・28236033

傳　　眞／（02）28272069

郵政劃撥／19346241

網　　址／www.dah-jaan.com.tw

E－mail／service@dah-jaan.com.tw

承 印 者／傳興印刷有限公司

裝　　訂／佳昇興業有限公司

排 版 者／弘益電腦排版有限公司

授 權 者／安徽科學技術出版社

初版1刷／2021年（民110年）4月

定 價／300元

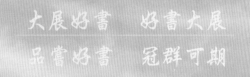

大展好書　好書大展
品嘗好書　冠群可期

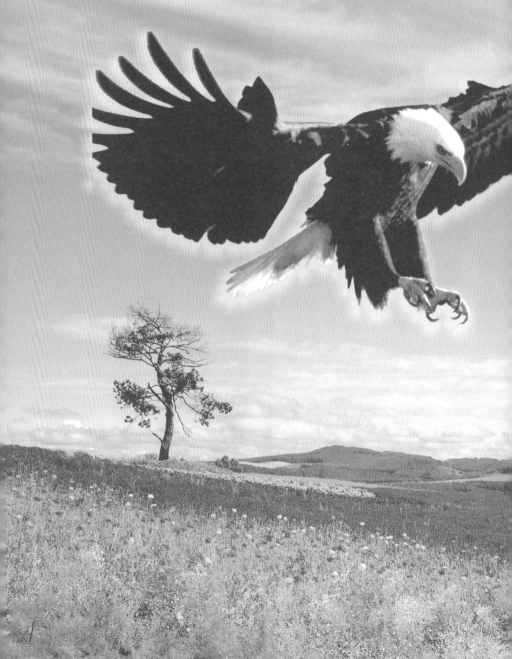

大展好書　好書大展
品嘗好書　冠群可期